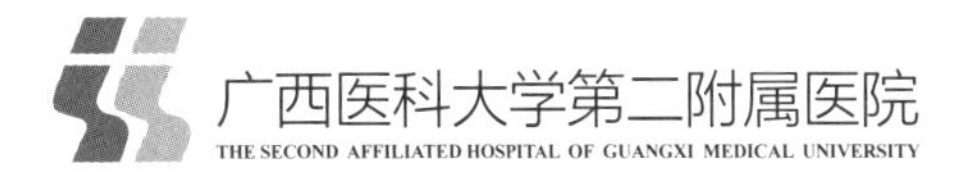

全科专业住院医师（助理全科医生）规范化培训解答

广西医科大学第二附属医院　编

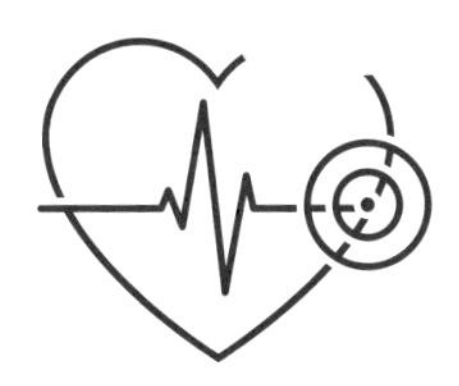

广西科学技术出版社

图书在版编目（CIP）数据

全科专业住院医师（助理全科医生）规范化培训解答 / 广西医科大学第二附属医院编 .—南宁：广西科学技术出版社，2022.8

ISBN 978-7-5551-1828-2

Ⅰ.①全⋯ Ⅱ.①广⋯ Ⅲ.①家庭医学—岗位培训—自学参考资料 Ⅳ.①R499

中国版本图书馆CIP数据核字（2022）第138101号

全科专业住院医师（助理全科医生）规范化培训解答

QUANKE ZHUANYE ZHUYUAN YISHI (ZHULI QUANKE YISHENG) GUIFANHUA PEIXUN JIEDA

广西医科大学第二附属医院　编

策划/组稿：李　姝　　责任校对：冯　靖
责任编辑：黎　坚　　责任印制：韦文印
装帧设计：韦娇林

出 版 人：卢培钊　　出版发行：广西科学技术出版社
社　　址：广西南宁市东葛路66号　　邮政编码：530023
网　　址：http://www.gxkjs.com

经　　销：全国各地新华书店
印　　刷：广西彩丰印务有限公司
地　　址：南宁市长堽路103号　　邮政编码：530023
开　　本：787 mm × 1092 mm　1/16
字　　数：85千字　　印　　张：6.25
版　　次：2022年8月第1版　　印　　次：2022年8月第1次印刷
书　　号：ISBN 978-7-5551-1828-2
定　　价：28.00元

《全科专业住院医师（助理全科医生）规范化培训解答》编委会

主　编：罗杰峰（广西医科大学第二附属医院）

王　盛（广西壮族自治区卫生健康委员会）

张剑锋（广西医科大学第二附属医院）

副主编：赖铭裕（广西医科大学第一附属医院）

雷卓青（广西医科大学第二附属医院）

周毅江（南宁市高新工业园社区卫生服务中心）

编　委：韦　华（右江民族医学院附属医院）

宁　宗（广西医科大学第一附属医院）

韦　球（南宁市第一人民医院）

刘江华（广西医科大学全科医学院）

江　山（南宁市第二人民医院）

苏　胜（柳州市工人医院）

李佳颖（广西医科大学第二附属医院）

李建英（广西壮族自治区人民医院）

陈一平（广西壮族自治区民族医院）

林　莉（广西医科大学第二附属医院）

唐　灵（桂林医学院附属医院）

黄　莉（广西医科大学第二附属医院）

梁永华（广西医科大学第二附属医院）

彭　瑜（广西玉林市博白县人民医院）
蒋红双（广西医科大学第二附属医院）
秘　书：彭丽华（广西医科大学第二附属医院）

前　言

广西全科专业住院医师（助理全科医生）规范化培训自2014年实施以来，取得了一定的成绩，培训工作由覆盖推进阶段转向高质量发展阶段，但在培训基地建设、管理，培训模式规范，培训质量控制，师资队伍建设，培训待遇保障等方面还面临着诸多挑战。为深入贯彻全国卫生与健康大会精神，全面落实《“健康中国2030”规划纲要》，以及《国务院办公厅关于改革完善全科医生培养与使用激励机制的意见》（国办发〔2018〕3号）等精神，广西医科大学第二附属医院组织区内专家撰写《全科专业住院医师（助理全科医生）规范化培训解答》一书，旨在解决全科专业住院医师（助理全科医生）规范化培训过程中碰到的常见管理和教学问题，以及培训推进中出现的相关问题，将全科专业住院医师（助理全科医生）规范化培训工作推向更高水平。

本书作者来自广西负责全科专业住院医师（助理全科医生）规范化培训教学和管理的专家团队，他们具备优良的职业素养、丰富的管理经验、饱满的教学热情、严谨的教学态度、求实的创新精神。本书汇聚了他们在全科专业住院医师（助理全科医生）规范化培训方面政策解读、管理和教学等方面的经验与智慧，适用于卫生健康行政部门相关工作管理人员、高等院校毕业后教育管理人员、基地管理人员、全科医生等，有助于提高全科专业住院医师（助理全科医生）规范化培训的教学水平和管理水平。

由于编者水平有限，难免有疏漏之处，恳请广大读者不吝赐教，予以斧正，以求完善。

罗杰峰　王　盛　张剑锋

2022年5月

目 录

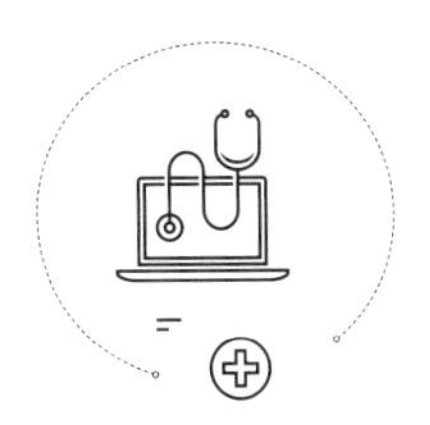

政策篇

管理篇

教学篇

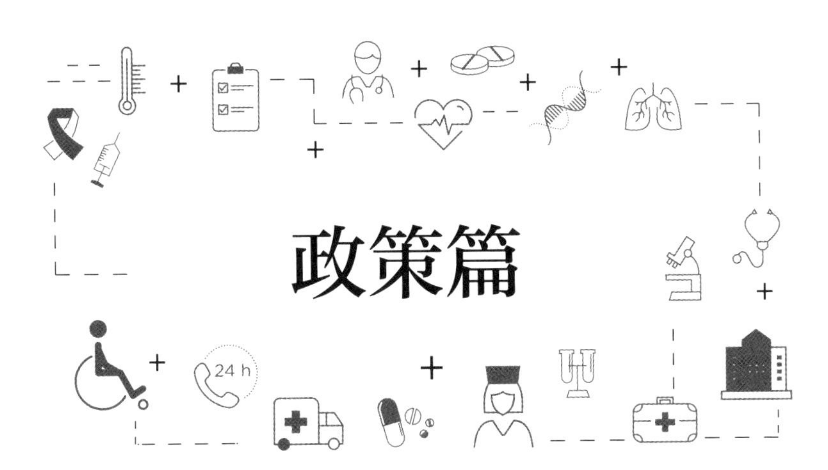

政策篇

1. 我国全科专业住院医师规范化培训发展历程是怎样的?

全科医学起源于近代的通科医疗，作为一门临床二级学科，诞生于20世纪60年代末期。20世纪80年代全科医学的概念引入我国。至90年代，一些大城市开始探索社区全科医学卫生服务。

1993年11月，中华医学会全科医学分会的正式成立是全科学科确立的明显标志。

1997年，《中共中央、国务院关于卫生改革与发展的决定》（中发〔1997〕3号）做出“加快发展全科医学，培养全科医生”的重要决策，将全科医学和全科医生培养纳入我国医疗卫生改革的重点。

1999年，卫生部等十部委下发《关于发展城市社区卫生服务的若干意见》，确定社区卫生服务是以基层卫生机构为主体，全科医生为骨干，人的健康为中心，家庭为单位，社区为范围，解决社区主要卫生问题为目的，有效、经济、方便、综合、连续的基层卫生服务。全科医学和全科医生再一次被提到基层卫生服务建设的前沿。

2000年1月，卫生部发布了《关于发展全科医学教育的意见》，提出了我国全科医学教育发展目标，并陆续出台了全科医生规范化培训和岗位培训大纲，全面启动全科医学教育。

2006年，国务院发布《关于发展城市社区卫生服务的指导意见》（国发〔2006〕10号），并出台了9个配套文件，对加强城市社区卫生人才队伍建设提出了指导意见。至此多部门协同推进全科医学发展局面开始形成，具有中国特色的全科医生培养制度初具雏形。

2010年，国家发改委等六部委联合印发的《以全科医生为重点的基层医疗卫生队伍建设规划》首次提出实施农村定向免费培养项目、全科医生特设岗位项目，为中西部等欠发达农村地区培养全科医生，鼓励和引导优秀人才到基层服务，明确到2020年，通过各种途径培养30万名全科医生，逐步形成一支数量适宜、质量较高、结构合理、适应基本医疗卫生制度需要的基层医疗队伍。

2011年,《国务院关于建立全科医生制度的指导意见》(国发〔2011〕23号)明确提出,建立全科医生制度是实现人人享有基本医疗卫生服务的基本途径。在全科医生培养模式、规范化培养方法和内容、执业准入条件、执业方式、服务模式、激励机制等方面做出了全方位顶层设计，并建立了明确的制度。

2018年，国务院办公厅出台了《关于改革完善全科医生培养与使用激励机制的意见》（国办发〔2018〕3号）。随后国家卫生健康委组织制定了《住院医师规范化培训基地（综合医院）全科医学科设置指导标准（试行）》（国卫办科教发〔2018〕21号），要求最迟在2019年12月底前，各地住院医师规范化培训基地（综合医院）均应独立设置全科医学科，为加强全科医学学科建设，提升全科医生培养水平搭建好平台。

目前，我国院校教育、毕业后教育、继续教育相衔接的全科专业医学教育培训体系已基本形成以“5+3”为主体、“3+2”为补充的全科专业医生培养模式，形成了较为系统的全科医生规范化培训体系。

2. 目前我国开展全科专业住院医师规范化培训工作的指导性纲领文件有哪些?

《中共中央　国务院关于深化医药卫生体制改革意见》（中发〔2009〕6号）、《关于印发以全科医生为重点的基层医疗卫生队伍建设规划的通知》（发改社会〔2010〕561号）、《国务院关于建立全科医生制度的指导意见》（国发〔2011〕23号）、《卫生部　教育部关于印发〈全科医生规范化培养标准（试行）〉的通知》（卫科教发〔2012〕48号）、《助理全科医生培训标准（试行）》（卫科教〔2012〕59号）、《中医类别全科医生规范化培养标准（试行）》（国中医药人教发〔2013〕53号）、《关于建立住院医师规范化培训制度的指导意见》（国卫科教发〔2013〕56号）、《关于印发建立住院医师规范化培训制度实施方案的通知》（桂卫发〔2014〕30号）、《国家卫生计生委办公厅关于印发住院医师规范化培训基地认定标准（试行）和住院医师规范化培训内容与标准（试行）》的通知（国卫办科教发〔2014〕48号）、《国家卫生计生委关于印发住院医师规范化培训管理办法（试行）的通知》（国卫科教发〔2014〕49号）、《国家卫生计生委办公厅关于印发住院医师规范化培训招收实施办法（试行）和住院医师规范化培训考核实施办法（试行）的通知》（国卫办科教发〔2015〕49号）、《国务院办公厅关于改革完善全科医生培养与使用激励机制的意见》（国办发〔2018〕3号）、《关于印发住院医师规范化培训基地（综合医院）全科医学科设置指导标准（试行）的通知》（国卫办科教发〔2018〕21号）、《中国医师协会关于印发全科专业住院医师规范化培训基地标准（2019年修订版〉和全科专业住院医师规范化培训内容与标准（2019年修订版〉的通知》（医协函〔2019〕1001号）等。

3. 如何成为全科医生?

成为全科医生的渠道和途径如下：

（1）临床医学专业本科（大专、高职）毕业后参加全科专业住院医师（助理全科医生）规范化培训，培训期间应取得执业医师资格证（执业助理医师资格证）。培训结束后，通过省级卫生健康委组织的结业考核，并取得住院医师规范化培训合格证书，可将执业范围注册为全科医学专业，即可允许在医疗卫生机构提供全科医疗服务。

（2）已取得执业医师资格证的专科医师，可参加全科医生转岗培训，培训合格后，可在原注册执业范围基础上增加全科医学专业，并可在医疗卫生机构提供全科医疗服务。

4. 为什么在住院医师规范化培训基地设置全科医学科？

受社会经济发展水平制约，我国全科医学起步晚、基础弱，全科医生培训体系不健全，学科发展缓慢，大多数基层医疗卫生机构的全科医学师资匮乏，临床、教学、科研能力较为薄弱，暂时还难以牵头承担起培养合格全科医生的重任。与此同时，全科医生数量不足、质量不高，与人民群众日益增长的健康服务需求有较大差距，与建立分级诊疗制度、深化医疗改革、建设健康中国的要求相比还有较大差距。在此情况下，复旦大学附属中山医院、浙江大学医学院附属邵逸夫医院、中国医科大学附属第一医院等一批综合医院充分发挥医疗水平高，病例、病种齐全，学科建设和教学基础好，带教教师经验丰富，与基层医疗卫生机构联系紧密等优势，探索形成“左右协同、上下贯通”的全科医生培养新模式，建立综合医院全科医学科牵头、相关临床科室协同、基层实践基地有效支撑的全科医生培训体系，走出一条培养合格全科医生的可行之路。

多年实践证明，这种培养模式有利于加强全科医学学科建设，促进全科医学发展；有利于聚集一批对全科医学有认同感的优秀全科医学师资，增强学科归属感；有利于用全科医学思维和方式系统化、规范化培训全科医生，提高人才培养质量；有利于带动提升基层医疗卫生机构的全科诊疗能力和医疗卫生服务管理水平，加快建立“基层首诊、双向转诊、急慢分治、上下联动”的分级诊疗制度。

为总结推广先进经验，加快壮大全科医生队伍，全面提高人才培养质量，国务院办公厅及相关部门印发了《国务院办公厅关于改革完善全科医生培养与使用激励机制的意见》（国办发〔2018〕3 号）、《住院医师规范化培训基地（综合医院）全科医学科设置指导标准（试行）》等文件，对住院医师规范培训基地设置全科医学科做出明确要求。

5. 哪些医院需要设置全科医学科？

根据《住院医师规范化培训基地（综合医院）全科医学科设置指导标准（试行）》要求，承担住院医师规范化培训基地任务的综合医院要加强全科医学专业基地建设，增加全科医疗诊疗科目，独立设置全科医学科。

专科医院（如儿童医院、妇产医院、口腔医院等）及非住院医师规范化培训基地的综合医院不做硬性规定。

助理全科医生培训基地全科医学科的设置可参照住院医师规范化培训基地全科医学科设置标准并结合地方实际执行。

中医住院医师规范化培训基地全科医学科设置由国家中医药管理局根据实际需要另行规定。

6. 全科医学科设置的要求是什么？

《住院医师规范化培训基地（综合医院）全科医学科设置指导标准（试行）》明确指出："全科医学科属一级临床科室，应当满足独立科室建制的必备条件，符合全科医疗、教学、分级诊疗、双向转诊等功能定位，具有承担全科医疗、教学、科研的相应能力，适应全科医生培训需求。"

需要满足《住院医师规范化培训基地（综合医院）全科医学科设置指导标准（试行）》提出的全科门诊、病房、床位、人员、基层实践基地，以及相关管理规章制度等有关要求。

7. 全科医学专业的职称有哪些？

全科医学专业的职称包括医师、主治医师、副主任医师、主任医师。本科及以上学历毕业，经全科医学专业住院医师规范化培训合格并到基层医疗机构工作的培训对象，可直接参加全国卫生专业技术资格（中级）考试，考试通过的直接聘任中级职称相应岗位。基层全科医生参加全国卫生专业技术资格（中级）考试或申报高级职称时，外语成绩可不作为申报条件，对论文、科研成果不做硬性规定。

符合条件的助理全科医生可参加住院医师规范化培训，取得住院医师规范化培训合格证书后，可提前一年参加全国卫生专业技术资格（中级）考试。

乡镇（不含县级人民政府所在地的城镇、街道）全科医生获得初级、中级、高级职称后，可不受岗位结构比例限制，直接聘任相应岗位。

8. 全科专业住院医师规范化培训期间待遇如何?

对已与医疗卫生机构签订聘用合同的住院医师规范化培训对象，培训期间人事（劳动）、工资关系不变，按照原单位同类人员享受基本工资和岗位津贴，按国家有关规定参加社会保险。委派单位、培训基地和培训对象三方签订委托培训协议，委派单位发放的工资低于培训基地同类人员工资水平的部分由培训基地负责补齐。

对未与医疗卫生机构签订聘用合同的住院医师规范化培训对象（社会学员），与培训基地签订培训协议后，培训期间的生活补助标准参照培训基地同类人员工资水平确定，并按国家有关规定参加社会保险，资金由培训基地负责。

事业单位（包括培训基地）录用经住院医师规范化培训合格的社会学员，须遵循事业单位公开招聘的相关规定。正式就业后，在住院医师规范化培训期间缴纳各类社会保险并符合认定条件的，其培训时间可计算为工龄。

农村订单定向免费医学生（以下简称“定向医学生”）毕业后参加住院医师规范化培训期间的人事（劳动）、工资关系不变，按照原单位同类人员享受基本工资和岗位津贴，按国家有关规定参加社会保险。

单位所在地财政部门对乡镇卫生院补助按编制内实有人数核定；原由乡镇卫生院自筹经费发放的部分，以及单位发放的工资水平低于培训基地同类人员工资水平的部分由培训基地负责发放、补齐，并可根据当地实际，给予适当的生活补助，所需资金由培训基地从中央和省（自治区）级财政补助资金、自筹经费统筹解决。

9. 全科专业住院医师培训期间的婚假、产假如何规定?

全科专业住院医师培训期间的婚假、产假执行国家有关法律法规。一年内请假累计达 180 天者，培训时间顺延 1 年。

10. 全科专业住院医师培训期间的合法权益如何保障?

住院医师参加培训前需与基地医院签订培训合同，约定双方权利和义务。出现纠纷或其他问题时，首先应依据双方所签订的协议来解决。协商解决不了的，建议通过法律途径解决，支持双方依法维权。

11. 对全科专业住院医师参加执业医师资格考试及注册问题是如何规定的?

全科专业住院医师培训期间其执业医师资格考试的报名、注册等工作由培训基地负责。

12. 什么是农村订单定向免费培养医学生? 他们毕业后需要参加住院医师规范化培训吗?

为缓解农村医疗卫生机构优质人才短缺问题，国家自 2010 年起，订单式为农村（乡镇卫生院）培养本科和专科（高职）层次医学人才，称为农村订单定向免费培养医学生。

定向医学生分为 5 年制本科和 3 年制专科（高职）两种，以 5 年制本科为主，培养专业主要是临床医学、中医学（含民族医学）。报考定向医学生就业招生计划的考生须参加当年全国统一高考，实行单列志愿、单设批次、单独划线规定，本科计划在本科提前批次录取，专科（高职）计划在高职提前批次录取。招生计划面向培养高校所在地的省份招生，原则上只招收农村生源。定向医学生录取后，获得录取通知书前，须与培养学校和定向就业所在地的县级卫生健康部门、人力资源和社会保障行政部门签署定向就业协议，毕业后到定向农村基层医疗卫生机构服务 6 年。

定向医学生在校学习期间免除学费和住宿费，并补助生活费。

定向医学生本科毕业后，须按照规定参加 3 年全科专业住院医师规范化培训；定向医学生专科（高职）毕业后须按规定参加 2 年助理全科医生培训。经招收录取纳入住院医师规范化培训或助理全科医生培训，并取得住院医师规范化培训合格证书或助理全科医生培训合格证书者，3 年住院医师规范化培训时间或 2 年助理全科医生培训时间计入 6 年服务期内。

13. 如何做好定向医学生的就业安置工作?

国家卫生健康委、中央编办、国家发展改革委、教育部等 7 个部门印发《关于做好农村订单定向免费培养医学生就业安置和履约管理工作的通知》（国卫科教发〔2019〕56 号），围绕定向医学生就业安置、履约管理等提出明确要求。

一是保障编制待遇。各地在当地编制总量内，按照规定程序，妥善解决定向医学生就业安置问题。已出台相关政策的省份按照各地有关编制政策规定执行。

二是简化招聘流程。对当年到我国中部、西部地区报到的定向医学生（含延迟毕业的），由县级人力资源社会保障、卫生健康等部门按照有关规定采取面试、考察等方式进行专项招聘，办理事业单位正式工作人员聘用手续，订立聘用合同。

三是充分发挥定向医学生的作用。将定向医学生作为急需紧缺专业技术人才，在签约县域内优先安排到服务人口多、全科医疗需求大、全科医生较短缺及贫困地区的农村基层医疗卫生机构全科医疗岗位服务，充分发挥定向医学生在全科医疗工作中的优势与作用。

四是允许合理流动。定向医学生在协议规定的服务期内，经用人单位同意、县级卫生健康行政部门批准，并报县级人力资源和社会保障部门备案，可在县域行政辖区范围内的农村基层医疗卫生机构之间流动工作；经流动双方县级卫生健康部门、人力资源和社会保障部门同意，并报省（自治区）级卫生健康部门、人力资源社会保障部门备案，定向医学生可以在本省（自治区）内跨县域农村基层医疗卫生机构之间调整，鼓励和引导定向医学生向艰苦边远地区和基层一线流动。

14. 定向医学生的医学院校教育如何与毕业后教育做好衔接?

院校教育阶段要根据农村医疗卫生服务要求，优化课程设置，统筹安排基础医学课程与临床医学课程，推进基础医学、公共卫生与临床医学的有机结合，强化实践教学环节，将实践教学纳入课程体系，增加本地区常见病、多发病、传染病、地方病的诊疗防控，中医学（民族医学）常用诊疗技术和计划生育技术的教学内容，加强全科医学理念和专业素质培养，构建与农村医疗卫生工作相适应的课程体系和教学内容。改革临床实践教学体系，实施早临床、多临床、反复临床教学计划，增加定向医学生到县级医院、社区卫生服务中心、乡镇卫生院和县级公共卫生机构等基层医疗卫生机构见习、实习时间。

毕业后教育阶段要求定向医学生本科毕业后，须按照规定参加 3 年全科住院医师规范化培训；定向医学生专科（高职）毕业后须按规定参加 2 年助理全科医生培训。培训期间的人员管理、待遇、经费保障等政策按照有关规定执行。经招收录取纳入住院医师规范化培训或助理全科医生培训，并取得全科专业住院医师规范化培训合格证书或助理全科医生培训合格证书者，3年全科专业住院医师规范化培训时间或2年助理全科医生培训时间计入6年服务期内。取得全科专业住院医师规范化培训合格证书并达到学位授予标准的临床医师，可按研究生毕业同等学力申请并授予临床医学或中医硕士专业学位。

15. 全科专业住院医师规范化培训期间可以申请临床医学硕士专业学位吗?

根据《国务院学位委员会关于授予具有研究生毕业同等学力人员硕士、博士学位的规定》（学位〔1998〕54号）和《国务院学位委员会关于印发〈关于授予具有研究生毕业同等学力人员临床医学、口腔医学和中医硕士专业学位的试行办法〉的通知》（学位〔2015〕10号）的要求，全科专业住院医师规范化培训期间可按同等学力人员申请临床医学硕士专业学位。

报名资格及要求：

（1）热爱祖国，热爱社会主义，品德优良，愿为我国现代化建设和医学事业发展服务。

（2）身体健康，符合一般体检标准。

（3）临床医学类、中医学类、中西医结合类和口腔医学类本科毕业生并获得学士学位。

（4）正在接受住院医师规范化培训的住院医师或已获得住院医师规范化培训合格证书的临床医师。

（5）申请人申请的专业学位类别应与住院医师规范化招收专业相对应。

（6）报名应征得所在单位同意，同时不得向其他学位授予单位提出申请。

16. 全科医学硕士专业学位研究生如何参加住院医师规范化培训?

根据国家卫生健康委及教育部有关文件精神，全科医学硕士专业学位研究生在读期间由其所在学校组织在国家认定的住院医师规范化培训基地参加为期 33 个月的住院医师规范化培训。培训内容和标准参照国家卫生健康委印发的住院医师规范化培训相应专业的内容和标准。培训期间的过程管理与培训基地其他住院医师要求基本相同。符合住院医师规范化培训管理要求，按照住院医师规范化培训标准内容进行培训并考核合格的全科医学硕士专业学位研究生可取得住院医师规范化培训合格证书。

全科医学硕士专业学位研究生与卫生健康委招录的住院医师参加住院医师规范化培训的不同之处有以下 4 点。

（1）主管部门不同。在读硕士专业学位研究生主管部门是在读的高校，卫生健康委招录的住院医师主管部门是卫生健康委。

（2）待遇、保障来源不同。分别由各自主管部门负责其相关待遇、保障。

（3）在读硕士专业学位研究生除完成住院医师规范化培训相关内容外，还应完成高校有关研究生课程。

（4）培训结束后所获得的证书不同。硕士专业学位研究生完成住院医师规范化培训并通过结业考核可获得高校颁发的研究生相关专业毕业证、学位部门授予的学位证、医师执业证书、医师资格证书、住院医师规范化培训合格证；卫生健康委招收的住院医师完成住院医师规范化培训并通过结业考核可获得医师执业证书、医师资格证书、住院医师规范化培训合格证。

17. 全科专业医师培养面临的挑战与展望是什么?

经过多年发展，我国已初步建立了院校教育、毕业后教育、继续教育 3 个阶段的有机衔接，并拥有中国特色的标准化、规范化全科专业医师培养体系。但是也应清醒地看到，我国的全科专业医师培养体系还不健全，全科专业医师队伍数量仍然不足，质量总体不高，制约全科专业医师队伍建设的体制、机制仍不完善，适应全科专业医师特点的人事薪酬制度尚未建立，全科专业医师职业还缺乏必要的吸引力。全科医学和全科专业医师培养应从以下几个方面加快发展。

（1）全面推进全科医学科学建设。进一步完善平台建设、师资队伍建设，加强科学研究，提升全科医疗服务能力与水平，推进全科医学全方位发展。

（2）继续推进全科专业住院医师规范化培训模式地不断完善，包括加强基地建设，培训大纲、轮转计划的修订与落实。

（3）稳步推进基层全科专业医师队伍建设。在加快推进全科专业住院医师规范化培训的同时，还要持续开展全科医学继续教育，提高在岗医师的能力水平。

（4）深入推进全科行业组织和其他专业学（协）会之间的协同，特别是规范与协作并重，为城乡广大基层全科 / 家庭医生及其团队能力的提升提供鼎力支持。

（5）加快推进监测评估和督导检查，一方面推进教育培训的同质化进程，进一步提升培训质量；另一方面推进以人为中心的全科医疗服务模式地落实，进一步提升医疗服务质量。

（6）持续推进舆论宣传，引导居民转变传统就医观念和习惯，进一步为全科医学发展营造良好氛围。

18. 助理全科医生培训的指导思想是什么？

按照深化医疗改革的总体思路，坚持保基本、强基层、建机制的工作重点，适应我国经济社会发展阶段和农村居民健康需求变化趋势，遵循医疗卫生事业发展和全科医生培养规律，强化政府在基本医疗卫生服务中的主导作用，加快建立和完善中国特色全科医生培养制度，全面提高农村基层医疗卫生服务水平。

19. 助理全科医生培训人员管理与待遇标准有哪些?

根据培训对象的不同身份实行分类管理。

对已与基层医疗卫生机构签订聘用合同并纳入用编人员管理的培训对象，在培训期间的人事（劳动）、工资关系不变，享受原单位同类人员的基本工资、岗位津贴，并由原单位依法办理社会保险的参保登记、缴纳社会保险费等事宜。原单位发放的工资低于培训基地依托单位同岗位人员工资水平的部分由培训基地负责补齐；其执业助理医师资格考试报名、注册和职称等工作由原单位负责，培训结束后返回原单位工作。

未与医疗卫生机构签订聘用合同的培训对象，在培训期间的生活补助、社会保险费由培训基地负责发放和缴纳，标准参照培训基地依托单位同岗位的人员平均工资水平确定；其人事关系和人事档案由户籍所在地的公共就业和人才服务机构管理；培训结束后仍需自主择业或双向选择进入医疗机构。

事业单位（包括培训基地）录用经助理全科医生培训合格的社会人员，须遵守事业单位公开招聘的相关规定。正式就业后，在助理全科医生培训期间缴纳各类社会保险并符合认定条件的，其培训时间可计算为工龄。培训期间，其执业助理医师资格考试报名、注册工作由培训基地负责。

培训对象参加培训期间的住宿均由培训基地免费提供。

除法律法规和政策规定的原因外，需要延长培训期限者，须由本人提出申请，经培训基地同意，报省（自治区）级卫生健康委备案，延长培训的费用自理，延长培训时间不得列入工龄计算。

高等医学院校应届毕业医学生被助理全科医生培训基地招录并与培训基地签订培训协议的，视同就业，可纳入培养院校毕业生就业率统计。

20. 助理全科医生培训期间经费如何保障？

建立政府投入、基地自筹、社会支持的多元投入机制。政府对培训对象及教学实践活动给予必要补助，中央财政和省（自治区）级财政予以适当支持，补助资金优先用于保障培训对象的生活并按时发放，在此基础上，补助资金可用于培训开支，包括带教费、师资培训费、教学设备费和学员住宿费等。

21. 助理全科医生的执业和晋升要求有哪些？

培训期间，学员可在带教教师指导下进行临床诊疗工作，执业注册工作参照住院医师规范化培训有关要求执行。培训结业考核合格并取得执业助理医师资格的学员，执业地点限定在乡镇卫生院和村卫生室等农村基层医疗机构，执业范围为全科医学专业。支持培训基地与有关高职院校、本科高校采取联合培养的方式，探索专科（高职）教育、助理全科医生培训与成人本科教育之间地相互衔接，符合条件的可获得成人本科学历。支持符合条件的助理全科医生参加全科专业住院医师规范化培训，并根据其临床实践能力，适当减少培训时间。学员取得全科专业住院医师规范化培训合格证书后，可提前一年参加全国卫生专业技术（中级）资格考试。

22. 助理全科医生培训的定位是什么？

全科专业住院医师规范化培训是培养高素质全科医生的治本之策，凡是有条件的地区，都应该加强、加快“5+3”全科医生培养。但从我国国情和农村基层现实情况看，目前乡镇卫生院临床医师中 80% 左右为大专及以下学历，虽然国家通过定向医学生免费培养、全科医生特岗计划、城乡对口支援等途径，努力为农村基层补充了一批本科临床医学人才，但在相当长的一段时间内，专科学历临床医师仍是乡镇卫生院和村卫生室提供基本医疗卫生服务的主体。因此，培训助理全科医生是现阶段农村基层全科医生培养过渡期的补充措施，也是提高农村基层医疗卫生服务能力的现实选择。为避免地方实施中过度培养助理全科医生，将来形成新的较低学历人员集中分布的现象，影响经过规范化培养的全科医生的引进和使用，《助理全科医生培训实施意见（试行）》明确要求各地要根据本地农村基层实际，做好培训中、长期规划和年度计划，严格控制比例，处理好助理全科医生培训与全科专业住院医师规范化培训的关系。

23. 助理全科医生培训的工作目标是什么?

2016 年起，以经济欠发达的农村地区乡镇卫生院为重点开展助理全科医生培训工作，兼顾有需求的村卫生室等其他农村基层医疗机构。到 2020 年，原则上所有新进农村基层医疗机构全科医疗岗位的专科（高职）学历的临床医学毕业生均需接受助理全科医生培训。到 2025 年，初步形成以“5+3”全科医生为主体，以“3+2”助理全科医生为补充的全科医生队伍，全面提升农村基层全科医疗卫生服务水平。

24. 助理全科医生培训基地如何认定和管理?

中国医师协会组织修订了《助理全科医生培训基地遴选标准（2020 年版）》，省级卫生健康行政部门依据标准并结合实际，制定本地助理全科医生培训基地认定标准，负责具体的基地认定和管理工作，并报国家卫生健康委备案。培训基地原则上以县级综合医院为主，中医临床培训基地原则上以县级中医院为主，基层实践基地为有条件的乡镇卫生院、社区卫生服务中心，培训过程中综合素质和职业相关能力培养的课程可由有关高等医学院校承担。建立不合格基地退出和问责机制，严格实行动态管理。

25. 助理全科医生培训的招收与考核工作如何安排?

助理全科医生培训的招收与考核工作由省级卫生健康委行政部门负责组织实施。其相关要求可以参照《住院医师规范化培训招收实施办法（试行）》和《住院医师规范化培训考核实施办法（试行）》执行。培训基地依据核定的培训规模和下达的年度招收计划，按照公开公平、双向选择、择优录取的原则，招收符合条件的培训对象参加培训。

培训考核分为培训过程考核和结业考核，注重培养中的过程考核。

（1）培训过程考核。

①临床培训阶段。临床培训阶段的考核包括出科考核和综合考核。

A. 出科考核。临床各科轮转结束时，由各临床科室根据培训内容要求进行出科考核。考核内容有政治思想、医学伦理与职业道德；服务态度与医患沟通能力；完成本学科培训细则要求的培训内容及要求（如轮转科室的时间、规定的病种、病例数、技能操作、病历质量等）；专业理论知识考核；临床基本技能和临床思维能力考核。考核形式根据轮转科室时间的长短采取试卷考试、病例分析、临床技能实际操作等形式进行。

B. 综合考核。在出科考核的基础上，对整个临床阶段培训完成情况进行综合考核，重点考核学员完成整体培训的情况，并据此对临床阶段的培训情况进行综合评判。

②基层实践阶段。基层实践阶段重点对全科医疗服务技能、预防保健与公共卫生服务技能、基层卫生服务管理技能等方面的实践情况进行考核，考核内容包括业务能力和职业态度等综合表现。在基层实践阶段结束时组织阶段综合考核。可采用综合考卷和实际患者管理案例等多种形式进行。

（2）结业考核。培训结束时，培训过程考核合格的学员，须参加省级卫生健康委行政部门统一组织的结业考核。考核内容包括基本理论、基本技能和综合服务能力等。完成全程培训，各项考试、考核成绩合格，并通过执业助理医师资格考试者，由省级卫生健康部门颁发统一印制的助理全科医生培训合格证书。

26. 助理全科医生规范化培训期间待遇如何？

对已与医疗卫生机构签订聘用合同的助理全科医生培训学员，培训期间人事（劳动）关系、工资关系不变，按照原单位同类人员享受基本工资和岗位津贴，按国家有关规定参加社会保险，委派单位、培训基地和培训对象三方签订委托培训协议，委派单位发放的工资低于培训基地同类人员工资水平的部分由培训基地负责补齐。

对未与医疗卫生机构签订聘用合同的助理全科培训学员即社会学员，与培训基地签订培训协议，培训期间的生活补助标准参照培训基地同类人员工资水平确定，并按国家有关规定参加社会保险，资金由培训基地负责。事业单位（包括培训基地）录用经助理全科医生规范化培训合格的社会学员，须遵守事业单位公开招聘的相关规定。

定向医学生毕业后参加助理全科医生培训期间人事（劳动）、工资关系不变，按照原单位同类人员享受基本工资和岗位津贴，按国家有关规定参加社会保险。单位所在地财政部门对乡镇卫生院补助按编制内实有人数核定；原由乡镇卫生院自筹经费发放的部分，以及单位发放的工资水平低于培训基地同类人员工资水平的部分由培训基地负责发放、补齐，并可根据当地实际给予适当的生活补助，所需资金由培训基地从中央和省（自治区）级财政补助资金、自筹经费统筹解决。

27. 助理全科医生培训合格后有何激励与约束措施？

国家支持培训基地与有关高职院校、本科高校采取联合培养的方式，探索专科（高职）教育、助理全科医生培训与成人本科教育相互衔接，符合条件的可获得成人本科学历。鼓励有条件的地区对到村卫生室工作的助理全科医生实行“乡管村用”，并制定吸引人才的补助政策。支持符合条件的助理全科医生参加全科专业住院医师规范化培训，并根据其临床实践能力，适当减少培训时间。学员取得全科住院医师规范化培训合格证书后，可提前一年参加全国卫生专业技术资格（中级）考试。同时，为避免人才流失，鼓励农村基层医疗卫生机构委派人员参加培训，文件要求单位委派人员应与原单位签订协议，约定培训期满后回原单位服务一定年限，具体办法由省（自治区）级卫生健康委行政部门及人力资源和社会保障部门制定。

28. 参加执业医师资格考试、助理医师资格考试的条件是什么？

（1）执业医师资格考试条件。

①本科，试用期满 1 年。

②助理医师，高等学历（大专），工作满 2 年；助理医师，中等学历（中专），工作满 5 年。

③七年制本科、硕士连读或八年制本科、硕士、博士连读，毕业当年可报考。

（2）助理医师资格考试条件。

①大专或中专学历，工作满 1 年。

②中医类学徒满 3 年或多年，考核合格可以报考。

29. 我国对全科医学教育创新发展的指导意见是什么?

《国务院办公厅关于加快医学教育创新发展的指导意见》(国办发〔2020〕34号)中指出:"(六)加大全科医学人才培养力度。提升基层医疗卫生行业职业吸引力,逐步扩大订单定向免费医学生培养规模,中央财政继续支持为中西部乡镇卫生院培养本科定向医学生,各地要结合实际为村卫生室和边远贫困地区乡镇卫生院培养一批专科(高职)定向医学生,加快培养'小病善治、大病善识、重病善转、慢病善管'的防治结合全科医学人才。系统规划全科医学教学体系,3年内推动医学院校普遍成立全科医学教学组织机构,加强面向全体医学生的全科医学教育,建设100个左右国家全科医学实践教学示范基地,加强师资培训。2021年起开展临床医学(全科医学)博士专业学位研究生招生培养工作,扩大临床医学(全科医学)硕士专业学位研究生招生规模。加快推进全科医生薪酬制度改革,拓展全科医生职业发展前景。"

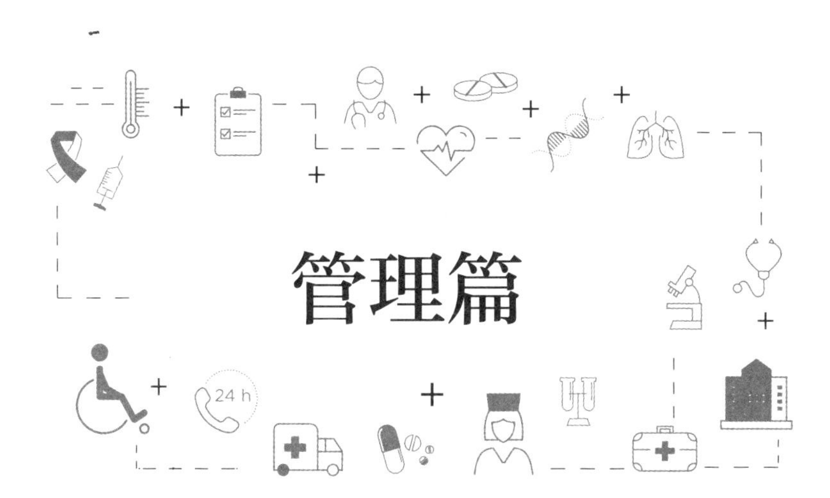

管理篇

1. 什么是全科专业住院医师规范化培训?

住院医师规范化培训是指医学专业毕业生在完成医学院校教育之后，以住院医师身份在认定的培训基地接受以提高临床能力为主的系统化、规范化培训。住院医师规范化培训是医学生毕业后教育的重要组成部分，是国际医学界公认的培养合格临床医师的必由之路,对于培养同质化的合格临床医生，提高医疗质量极为重要，以住院医师规范化培训为主要内容之一的毕业后教育具有医学终身教育的承前（医学院校基本教育）启后（继续医学教育）的重要地位，核心目标是帮助医学毕业生尽快完成向合格临床医生地转变。国家卫生计生委等 7 个部门联合印发了《关于建立住院医师规范化培训制度的指导意见》（国卫科教发〔2013〕56 号），标志着我国正式建立住院医师规范化培训制度。全科医学科作为临床二级学科，同样要求学员完成住院医师规范化培训工作。

2. 全科专业住院医师规范化培训的目标是什么?

为基层培养具备高尚职业道德和良好职业素养，掌握全科专业知识、基本技能及沟通合作技巧，能够在基层独立开展全科医疗工作，以人为中心，维护和促进健康为目标，向个人、家庭与社区居民提供综合性、协调性、连续性基本医疗卫生服务的合格全科住院医师。

以独立承担全科医疗工作为主线，在不同阶段的培训目标如下：第一年，系统学习全科医学核心的诊疗技能，在指导医师带领下不断提高全科临床诊疗能力，并参与指导医师在基层实践基地的全科医疗工作。第二年，横向拓展相关专业临床技能，奠定扎实的临床医疗工作基础，在上级医师指导下完成基层医疗卫生工作。第三年，掌握全科临床思维与基层医疗卫生服务能力，独立完成全科医疗相关工作，同时参与科研及低年资住院医师的教学工作，培养基本带教能力、终身学习能力及科研素养和健康素养。

3. 全科专业住院医师规范化培训工作领导机构如何建设？全科专业住院医师规范化培训基地应建立哪些教学组织？

省级成立政府层面的住院医师规范化培训工作协调领导小组或制定联系制度，定期研究住院医师规范化培训工作，加强领导职能建设。培训基地实行一把手负责制，成立相应领导小组。同时，培训基地也要建立和健全教学组织机构，如住院医师规范化培训教学领导小组，任命各专业基地教学主任、教学秘书、带教教师等，并书面明确其相关职责；住院医师规范化培训质量控制机构，如住院医师规范化培训教学的院内督导、考评组织以及科学、细化的评估指标体系；院内考试、考核机构，如组建日常出科考核、年度考核及日常评估的考官队伍。此外，基地医院内的相关专业基地也应成立相应的领导组织体系。

4. 参加全科专业住院医师规范化培训的对象有哪些？

有高等院校临床医学专业本科及以上学历的应届毕业生，以及从事全科临床医疗工作的历届毕业生；已从事全科临床医疗工作并取得执业医师资格证书需要接受培训的人员。

5. 全科专业住院医师规范化培训基地准入标准是什么？

全科专业住院医师规范化培训基地准入标准：

（1）具备符合全科教学要求的全科门诊、全科病房和满足本基地培训任务需求的病种、病例和床位，配备独立示教室及相关教学设备。其中，全科门诊诊室≥2间（至少1间为全科门诊教学诊室），床位数20～40张为宜。

（2）人员配备能够满足全科医生规范化培训及科室设置需求。明确要求取得全科执业注册资格（含加注全科执业范围）的全科医师不少于5名（主治及以上职称医师不少于3名）；全科医学科主任应当具有医学本科及以上学历、高级专业技术职务任职资格、全科执业资质，并从事全科专业临床、教学和科研工作。

（3）有条件良好、长期稳定的基层实践基地，能够满足全科教学要求。

（4）制定各项规章制度、人员岗位责任制度，有符合国家规定的相关临床诊疗指南和临床技术操作规范、护理工作规范、感染管理规范、消毒技术规范等。

6. 全科专业住院医师规范化培训基地对协同单位的管理职责有哪些?

全科专业住院医师规范化培训基地与其协同单位实行动态管理:

（1）全科专业住院医师规范化培训基地与其协同单位要联合成立住院医师规范化培训领导小组，负责该培训基地及协同单位的总体规划、协调与管理工作。领导小组组长由国家级全科专业住院医师规范化培训基地负责人担任，副组长由协同单位负责人担任。

（2）领导小组应当每半年至少召开一次联席办公会议，商讨有关工作。

（3）全科专业住院医师规范化培训基地与其协同单位均应设置专门的住院医师规范化培训职能管理部门，并配备 2 ～ 3 名专职管理人员。

（4）培训基地要组织协同单位制定统一的管理制度，签订协议，明确培训基地与协同单位的权利、义务和职责。

（5）培训基地应当每季度对协同单位进行指导、监督和考核，对协同单位的学员轮转培训、带教师资、考核（含出科考核和年度考核）、评估工作进行监督检查，对存在的问题要求其进行整改，整改不合格的可以向省（自治区）级卫生健康行政部门提出申请停止协同工作。

7. 全科基层实践基地的准入标准是什么？

（1）基本条件。

①全科基层实践基地规模。为辖区卫生行政部门设置的、在当地具有示范作用的社区卫生服务中心或乡镇卫生院；辖区服务人数原则上不小于5万，每名指导医师管理的慢性患者人数不少于200人；社区基本医疗服务和基本公共卫生服务功能完善；与上级医院建立定点协作关系或双向转诊关系。

②医疗设备要求。医疗设备应满足《住院医师规范化培训内容与标准（2019年修订版）》中“全科培训细则”的各项要求。

③科室或其他配置。

A. 必备科室有全科、预防保健科、中医科、康复科、精神疾病管理科（或精防科）、检验科、医学影像科。能够按照《全科专业住院医师规范化培训基地标准（2019年修订版）》的要求完成实践教学任务。

B. 设立全科教学小组（或教研室），明确小组成员职责，定期组织研究全科教学工作。

C. 有教室（会议室）、图书室、黑板、投影仪、计算机等必要的教学设备条件。

D. 图书室至少有10种以上全科医学、社区卫生及临床医学相关领域的学术刊物，20种以上常用参考书或工具书，具备一定的计算机信息检索功能。

④对主管领导的要求。主管领导需经全科医学相关知识培训，对全科医学有较清晰的认识，熟悉全科医学人才培养的基本规律；参加过省级及以上全科医学师资培训或全科基地管理培训，并获得培训证书。

（2）师资条件。

①人员配备。

A. 指导医师与培训对象比例为1 ∶ 2。

B. 指导医师总人数至少5人，其中全科医学科至少3人，预防保健科至少 1 人；一般应有至少 1 名副高级及以上专业技术职称师资。

C. 设置专职或兼职教学主任岗位，负责全科专业基地教学工作的组织实施。

D. 设置专职或兼职教学秘书岗位，负责落实全科专业基地教学工作。

②指导医师条件。

A. 具有医学专科及以上学历，中级及以上专业技术职称，并有 3 年及以上社区工作经历；执业注册范围含全科医学专业。

B. 至少有 5 人参加过省级及以上全科医学师资培训，并获得师资培训证书；其他所有指导医师均参加过临床轮转基地院级及以上师资培训。

C. 指导医师应当具有团队合作精神。

D. 指导医师每日平均服务量不低于 20 人。

E. 保证教学时间，指导医师每年带教至少 2 人次。每年必须参加全科医学师资继续教育，不断提升教学水平。

③全科基层实践基地负责人条件。

A. 具备医学专科及以上学历、中级及以上专业技术职称，并有 5 年及以上社区工作经历；参加过省级及以上全科医学师资培训或全科基地管理培训，并获得培训证书。

B. 具有良好的教学组织管理和协调能力，实行专业基地主任负责制并落实有关工作。

8. 如何安排全科专业住院医师规范化培训的轮转计划?

全科专业住院医师规范化培训内容包括全科医疗实践和其他临床科室轮转培训。

（1）全科医疗实践。全科医疗实践（以下简称“全科实践”）总计培训时间为 10 个月。轮转地点包括临床基地全科医学科和全科基层实践基地。

培训建议由全科基层实践基地全科医学科开始，最后在全科基层实践基地完成全部培训。全科专业住院医师接受全科医疗服务、基本公共卫生服务、基层医疗卫生管理等技能训练。

临床基地全科医学科轮转时间为 3 个月（可分散或集中安排）。学员可安排至临床基地全科病房或全科门诊，病房轮转期间管理床位数为 3 ～ 5 张，同时参与临床基地全科门诊工作。

全科基层实践基地轮转时间为 7 个月，其中全科医学科（含中医科、康复科）5 个月，预防保健科 2 个月，以安排相关科室的门诊为主。当全科基层实践基地因培训条件、师资及患者数量达不到培训要求时，可弹性安排在临床基地相应的科室或由其他相关专业机构共同完成，但全科基层实践基地总轮转时间不得少于 4 个月。第一年、第二年采取临床基地的科室轮转与全科基层实践基地的全科实践相互穿插形式，第三年以在全科基层实践基地连续实践为主。

全科实践由临床基地全科医学科和全科基层实践基地共同完成相关培训工作。培训期间，每周应安排不少于 4 个学时的全科相关知识学习与技能训练，学习形式包括接诊示范、全科教学查房、小讲课、病例点评、案例讨论、专题讲座、社区卫生调查及自学读书笔记等。

（2）其他临床科室轮转培训。其他临床科室轮转培训（以下简称“科室轮转”），总计培训时间为 23 个月。轮转地点为临床基地各相关科室。

全科专业住院医师参加临床基地主要临床科室的诊疗工作，接受临床基本技能训练，学习相关专业理论知识。

内科轮转时间总计为 10 个月，病房轮转安排在心血管内科、内分泌科、呼吸科、消化科等与全科密切联系的三级学科病房，病房轮转时间不少于 8 个月，管理床位数为 2 ～ 3 张；其余时间可选择内科其他三级学科门诊或病房；病房轮转期间可同时穿插安排专家门诊及普通门诊的接诊工作。

儿科轮转时间为2个月，安排病房时间不少于1个月，管理床位数为2～3张；病房轮转期间可同时穿插安排专家门诊及普通门诊的接诊工作。

神经内科轮转时间为2个月，安排病房时间不少于1个月，管理床位数为2～3张；病房轮转期间可同时穿插安排专家门诊及普通门诊的接诊工作。

其他科室轮转安排在门诊完成。同时，应保证全科专业住院医师在门诊轮转期间有一定的接诊量（建议平均每个工作日接诊不少于5人次）。科室轮转期间，每月应安排不少于2天时间参与全科基层实践基地全科医学科的实践。每周应安排不少于4个学时学习相关学科知识，学习形式包括教学查房、小讲课、病例点评、案例讨论、专题讲座、相关学术会议、自学读书笔记等。少见病种、地方病、传染病及季节性较强的病种，可采用病例分析、讲座等形式进行学习。

培训最后一年安排3个月的选修时间，住院医师根据其轮转期间的学习情况、基层工作的实际需求和当地疾病谱发病情况（如乙肝、丙肝、儿童肿瘤、血液病等），选择临床培训基地的相关轮转科室及全科基层实践基地等相关科室轮转。

9. 制订全科专业住院医师规范化培训轮转计划有哪些注意事项?

轮转计划需要职能管理部门与专业基地共同制订，按照中国医师协会组织修订的《全科专业住院医师规范化培训内容与标准（2019年修订版）》要求，依据培训标准、培训人数、基地容量、培训对象、既往培训经历与个性化需求等综合情况统一制订。

（1）全科专业住院医师规范化培训职能管理部门应在培训对象进入培训基地前和专业基地一起制订培训对象（含专硕）3年统一培训轮转计划表，供专业基地（科室）、培训对象执行。计划一经制订，不得随意更改，确需修改，可提交申请至培训基地，培训基地必须按照中国医师协会组织修订的《全科专业住院医师规范化培训内容与标准（2019 年修订版）》要求，依据培训标准予以核实修改。

（2）制订统一轮转表时应结合培训基地（科室）具体情况，科学合理安排，避免出现培训对象分布过于集中或分散的现象。

（3）本科毕业生参加培训的年限为 3 年。临床医学硕士、医学博士毕业生提供由院校开具的轮转培训证明，由培训基地对其临床能力进行考核鉴定，通过者应分别参加不少于 12 个月、24 个月的轮转培训。

（4）轮转科室应根据培训基地轮转计划表制订本科室的培训计划，确保培训时间、内容、效果、人员的落实。科室和个人必须按照培训大纲要求组织开展培训，不得缩短培训时间和减少培训内容。

（5）医院参培人员、专业学位硕士研究生应严格按照轮转计划轮转，凡发现不按规定轮转者要严肃处理，追究培训基地、职能管理部门、专业基地（科室）主任和相关人员责任。

10. 住院医师规范化培训基地（综合医院）全科医学科设置的目的和原则是什么?

《住院医师规范化培训基地（综合医院）全科医学科设置指导标准（试行）》指出：

“一、设置目的

以服务卫生与健康事业发展需求为导向，以培养合格全科医生为目的，通过在住院医师规范化培训基地设置全科医学科，建立健全由全科医学科牵头、相关临床科室和基层实践基地协同的全科专业住院医师规范化培训体系，为持续培养质量合格、数量适宜的全科医生提供有力的医疗、教学、科研组织体制保障，为建立分级诊疗制度、深化医改、建设健康中国提供可靠的全科人才支撑。

二、设置原则

承担住院医师规范化培训基地任务的综合医院要加强全科专业基地建设，增加全科医疗诊疗科目，独立设置全科医学科。”

11. 住院医师规范化培训基地（综合医院）全科医学科设置的要求是什么？

国家卫生健康委办公厅印发的《住院医师规范化培训基地（综合医院）全科医学科设置指导标准（试行）》明确指出：

“全科医学科属一级临床科室，应当满足独立科室建制的必备条件，符合全科医疗、教学、分级诊疗、双向转诊等功能定位，具有承担全科医疗、教学、科研的相应能力，适应全科医生培训需求。包括：

（一）具备符合全科教学要求的全科门诊、全科病房和满足本基地培训任务需求的病种、病例和床位，配备独立示教室及相关教学设备。其中，全科门诊诊室≥2间（至少1间为全科门诊教学诊室），床位数20～40张为宜。

（二）人员配备能够满足全科医生培训及科室设置需求。其中，取得全科执业注册资格（含加注全科执业范围）的全科医师不少于5名（主治及以上职称医师不少于3名）；全科医学科主任应当具有医学本科及以上学历、高级专业技术职务任职资格、全科执业资质，从事全科专业临床、教学和科研工作。

（三）有条件良好、长期稳定的基层实践基地，能够满足全科教学要求。

（四）制定各项规章制度、人员岗位责任制度，有符合国家规定的相关临床诊疗指南和临床技术操作规范、护理工作规范、感染管理规范、消毒技术规范等。”

12. 全科医学科基本职能有哪些？

《住院医师规范化培训基地（综合医院）全科医学科设置指导标准（试行）》明确指出：

“（一）提供综合性、协调性的诊疗、慢性病管理和健康教育，涉及的病种及病人数量能满足全科教学的要求。诊疗范围包括：以症状学为表现的常见健康问题；常见多发疾病；多系统慢性疾病；复杂疑难病例转诊等。突出综合性、协调性诊疗和以病人为中心等特点，逐步完善适合住院医师规范化培训基地实际的全科医学科运行和发展模式。

（二）承担全科专业住院医师规范化培训任务，建立全科医学教研室，牵头制定和落实培训对象的具体培训计划，开展临床门诊和病房教学、教学质量管理及评估；加强与培训基地其他有关临床科室以及基层实践基地的协同联动，强化基层实践基地教学能力建设，指导基层实践基地规范开展全科门诊教学，发挥基层门诊教学功能，积极承担基层实践基地指导医师和地方各级医疗机构全科医生进修培训等继续医学教育工作，推进教学互动和诊疗联动，不断提高人才培养质量。

（三）积极开展全科专业住院医师规范化培训等教学改革、基本医疗卫生服务模式创新、全科医学临床和基础等方面的科学研究，引领学科发展；指导并带动基层实践基地开展学科建设，推广基层适宜诊疗技术。

（四）结合全科教学加强有关健康管理与健康促进，开展有关疾病早期筛查和一级预防指导，指导病患进行自我健康管理，以预防为导向提供健康咨询，可结合实际参与体检及后续健康管理工作。”

13. 全科专业住院医师规范化培训基地如何建立与全科专业住院医师的沟通、反馈等机制？

全科专业住院医师规范化培训基地应建立与全科专业住院医师之间顺畅

的沟通、反馈机制，通过定期座谈、收集建议、网络问卷调查、多维度评价等方式，建立管理者、带教教师与住院医师之间的信息沟通与交流渠道。积极研究解决住院医师培训过程中存在的问题与不足，推动住院医师规范化培训工作稳步、健康、可持续发展。根据收集的相关数据，结合日常监督评估，各培训基地可以对住院医师规范化培训教学工作出具书面年报、季报或月报。

14. 全科专业住院医师规范化培训基地为全科专业住院医师提供哪些教学资源和平台?

（1）提供图书馆（室），且图书馆（室）拥有一定数量的专业书籍，向全科专业住院医师开放。

（2）提供可开发数字化教学资源，打造基于互联网（含手机端）的学习平台，方便住院医师学习。

（3）提供按标准建设的模拟医学实训中心，并向全科专业住院医师开放；定期对带教教师进行培训，并充分利用实训教具及相关教学资源对全科专业住院医师进行规范教学，全面促进其临床能力的提升。

（4）定期举办教学查房（要求 2 周 1 次）、小讲课（要求 2 周 1 次）、病例讨论（要求 2 周 1 次）等教学活动及为住院医师自学、活动提供教学场地。

（5）为住院医师提供纸质完整的培训内容、标准和日常考核手册，日常轮转要有记录（纸质或计算机管理系统）。

15. 全科专业住院医师规范化培训基地经费管理的要求有哪些?

（1）设立专项经费，主要用于住院医师规范化培训人员的生活补助和其他劳动报酬，以及培训基地培训工作的组织管理、师资培养、教学活动和住宿条件改善等。

（2）专项资金实行专户专账管理，专款专用任何部门和个人不得挤占和挪用。

（3）科学安排，合理配置。严格按照实际需要进行预算，并按医院当年度批准的预算执行，一般不予调整。确有必要调整的，由住院医师规范化培训办公室向住院医师规范化培训领导小组汇报。

（4）涉及住院医师规范化培训的相关部门权责明确，相互配合协调、沟通和监督，切实加强对专项资金的管理。

（5）住院医师规范化培训专项资金的使用由住院医师规范化培训职能管理部门牵头，人事科、财务处、医务处等相关部门配合提出初步意见，分管院领导审核，报医院办公会议讨论通过后组织实施。

16. 如何保障不同类型的全科专业住院医师同工同酬？

国家卫生健康委等 7 个部门联合发布的《关于建立住院医师规范化培训制度的指导意见》（国卫科教发〔2013〕56 号）明确提出："建立政府投入、基地自筹、社会支持的多元投入机制。政府对按规划建设设置的培训基地基础设施建设、设备购置、教学实践活动以及面向社会招收和单位委派培训对象给予必要补助，中央财政通过专项转移支付予以适当支持。各地要充分利用已支持建设的全科医生规范化培养基地的条件，在住院医师规范化培训中发挥应有的作用。"

"单位委派的培训对象，培训期间原人事（劳动）、工资关系不变，委派单位、培训基地和培训对象三方签订委托培训协议，委派单位发放的工资低于培训基地同等条件住院医师工资水平的部分由培训基地负责发放。面向社会招收的培训对象与培训基地签订培训协议，其培训期间的生活补助由培训基地负责发放，标准参照培训基地同等条件住院医师工资水平确定。具有研究生身份的培训对象执行国家研究生教育有关规定，培训基地可根据培训考核情况向其发放适当生活补贴。”

17. 全科专业基地负责人、教学主任的岗位职责是什么?

（1）全科专业基地负责人职责。

①按照中国医师协会组织修订的《全科专业住院医师规范化培训基地标准（2019 年修订版）》和《全科专业住院医师规范化培训内容与标准（2019 年修订版）》要求，制订本学科年度工作计划和中、长期发展规划并组织实施。

②统筹安排本学科带教教师和住院医师的临床、科研、教学活动。

③负责指导、监督本学科住院医师规范化教学培训过程，组织业务学习和临床病例讨论会。

④制定本学科教学规划，并按照相应的教学大纲制定住院医师培训计划、考核标准等内容。

⑤落实本学科住院医师的临床轮转带教安排工作。

⑥负责组织实施本学科住院医师出科考核工作。

⑦负责组织本学科教学师资队伍的选拔、培训、考核与评价等工作。

⑧保质、保量完成住院医师规范化培训的相关任务。

（2）全科专业基地教学主任职责。

①负责全科专业基地住院医师规范化培训的管理工作。

②根据本专业基地的住院医师规范化培训细则，负责制订本专业基地的住院医师培训计划。

③做好全科专业基地内协调及人员搭配，确保轮转的住院医师完成培训计划。

④确定本专业基地教学秘书、师资人员名单并上报上级学科。

⑤负责审签住院医师轮转出科考核手册。

⑥负责组织专业基地住院医师规范化培训医师的出科考核工作。

18. 全科专业住院医师规范化培训基地教学秘书、带教教师的岗位职责是什么？

（1）全科专业住院医师规范化培训基地教学秘书岗位职责。

①按照中国医师协会组织修订的《全科专业住院医师规范化培训基地标准（2019年修订版）》和《全科专业住院医师规范化培训内容与标准（2019年修订版）》要求，协助全科住院医师规范化培训基地负责人制订本学科年度工作计划和中、长期发展规划并组织实施。

②负责安排本学科带教教师和住院医师的临床、科研、教学活动。全科专业住院医师入科时，须进行入科教育，教学秘书负责将后续月会、社区考核所需资料打包发给全科专业住院医师规范化培训医师，并填写住院医师入科培训登记表,同时收集全科专业住院医师规范化培训医师的相关资料（简历、照片、轮转计划），为每位住院医师规范化培训医师建立专档。传达包括全科专业住院医师规范化培训医师月会在内的各类通知，并负责住院医师规范化培训医师的活动统计、外院其他科室来科学习的汇总统计。负责入科后分配带教教师，轮转结束后完成网上审核、出科考试的准备和纸质材料收集。根据住院医师规范化培训医师的出科情况，将考核结果登记至出科考核汇总表，上报出科考核计划表至教学部，教学部根据上报情况组织巡查工作。

③完善住院医师规范化教学培训过程，定期组织业务学习和疑难病例讨论会。

④根据本学科教学规划，并按照相应教学大纲协助住院医师规范化培训基地负责人制订住院医师培训计划、考核标准等内容。

⑤协助相关人员完成住院医师规范化培训基地日常工作，负责联络协调、成绩登记、档案管理等教学相关工作。

⑥协助住院医师规范化培训基地保质、保量完成住院医师规范化培训的相关任务。

（2）全科专业住院医师规范化培训基地带教教师岗位职责。

①根据规定病种识别、规定操作完成等要求开展培训工作，不得随意调整培训计划、降低培训标准。

② 24 小时内检查并反馈全科专业住院医师的医疗文件书写情况，每周审核全科专业住院医师培训手册记录，指导并督促其参加各项教学活动。

③关注全科专业住院医师的思想、学习、工作和生活情况，注重培养其的职业素养、专业知识、操作技能、临床思维、沟通能力及合作能力等。

④关注全科专业住院医师临床轮转期间各方面表现，出科前完成审核其轮转培训内容，包括病种识别率、操作完成率、病历书写情况、考勤、出科小结等，并认真客观地进行书面评语。

⑤收集并不断更新病例资料，包括影像、病理、检验等丰富学科教学资源。

⑥及时发现并反馈教学中存在的问题，并将问题提交至科室或专业基地教学工作组，参与教学优化工作。

⑦任培训基地带教教师 1 年内需拥有省级及以上住院医师规范化培训师资证书，且每年至少参加 1 次医院或医院以上层面组织的师资培训，着重于新的教学理念、教学手段、教学方法、教学评价等教学能力地提升。

⑧接受科室、专业基地教学工作组地管理和教学部监督。

⑨负责组织实施本学科住院医师出科考核工作。

⑩协助住院医师规范化培训基地保质、保量完成住院医师规范化培训的相关任务。

19. 什么是导师制？什么是双导师制？

基地医院对住院医师培训实行导师制，要求为每一位住院医师至少明确 1 名导师。导师的选拔有遴选标准，即具备较高的医疗技术水平、临床教学科研能力和带教热情。对所认定的导师进行岗前培训和定期培训；导师的工作成效与绩效工资、职称、晋升挂钩，建立优秀带教教师的奖励制度。双导师制是指其中 1 名导师负责指导住院医师 3 年培训期间的学习、工作，关注住院医师的思想和情绪。住院医师每轮转到一个科室，再为其指定另一位导师负责本科室住院医师轮转期间的学习与工作指导。

20. 全科专业住院医师与基地医院或用人单位签订培训协议的主要内容有哪些?

一般基地医院作为协议的甲方，培训对象为乙方，委派单位为丙方。全科专业住院医师规范化培训工作要求，全科专业住院医师报到后，参加培训前应与相关方签订培训协议，约定好各相关方的权利和义务，以及出现问题或纠纷后的解决原则和方法。甲、乙、丙三方应在自愿的基础上协商一致，达成协议后共同遵照执行。一般内容包括总则，即界定关系，明确培训地点、时间、要求；甲方的权利与义务；乙方的权利与义务；丙方的权利与义务；其他事宜（违约责任和协议解除）；补充事宜（双方的特殊约定）。

21. 如何做好全科专业住院医师规范化培训基地全科专业住院医师的日常管理?

全科专业住院医师规范化培训基地应严格执行上级主管部门及本基地医院培训工作日常管理的相关文件要求和制度，严格执行考勤制度，遵纪守法。对于不能遵守培训工作纪律、不能按要求完成培训内容、不服从培训基地管理者应逐级上报并劝退，追回培训期间所发放的中央及省级财政补助经费。运用信息化平台，对全科专业住院医师和师资培训考核的计划、安排、实施、总结及反馈进行全过程管理，提高管理效率及管理质量。具体如下：全科专业住院医师的招收、入院教育、轮转计划安排与落实、教学计划安排与落实、后勤保障（待遇、补助资金、住宿管理）、入科教育、出科考核、年度考核，以及组织全科专业住院医师参加执业医师资格考试，结业考核，年度考核测试，协助开展网络教学、临床技能竞赛等活动，定期召开座谈会并解决全科专业住院医师在工作、学习、思想、生活、心理等方面遇到的问题。

22. 如何做好全科专业住院医师规范化培训教学的档案管理?

全科专业住院医师规范化培训基地的教学档案，是在住院医师规范化培训教学管理和教学实践活动中直接形成的具有保存价值的文件、图表、声像材料。教学档案是搞好教学工作的基础，是临床基地督导、评估教学质量和管理的重要标志。因此，有效管理全科专业住院医师规范化培训教学档案的工作意义重大。

（1）强化临床教学工作的档案意识，重视全科专业住院医师规范化培训档案的管理工作，各级管理人员、带教教师及全科专业住院医师均应明白培训档案的重要性。

（2）明确分工，职责分明。培训基地、专业基地和全科专业住院医师应各司其职。要认真做好档案收集、分类、甄别、编目及保存整理工作。

①培训基地层面。招收录取相关文件、学员的基本信息、岗前培训学习与考核情况、年度考核成绩、综合考核成绩、培训期间理论学习登记及成绩、科研学术活动、论文著作及记录、奖惩文件、职称变动、结业考核成绩、结业综合评价等。

②专业基地层面。侧重轮转培训期间的各项教学培训活动的记录，包括考勤、理论、技能、手术、科室学习、临床轮转、出科考核情况等记录。

③学员层面。在配合培训基地和专业基地做好纸质档案管理的同时，还要做好住院医师规范化培训信息系统个人资料的完善、核实和补充工作。

档案管理重在日常，避免为了评审而收集、整理档案，设置专人管理，提升管理人员素质，加强档案利用与总结，为教学实践与研究服务。

23. 如何开展全科专业住院医师规范化培训的督导评估工作？

开展住院医师规范化培训督导评估工作的方法如下：

（1）省级层面可委托第三方（如医学会、医师协会）进行督导评估工作。评估前的准备工作：根据《住院医师规范化培训基地认定标准（试行）》《住院医师规范化培训内容和标准》制定科学、合理、全面、细致的量化评估指标；对参加评估的人员进行培训，说明评估的目的、选择评估的方法、掌握评估的标准，予以客观地评估。评估工作组织实施过程中，应严格认真、全面细致，既肯定成绩又要发现住院医师规范化培训工作中的问题和不足之处，并根据存在的问题提出合理化的建议。评估工作结束后，书写评估报告并及时将评估结果反馈给被评估的单位，要求一定期限内做出整改承诺和行动。同时，对于工作突出的单位应给予以表彰。

（2）以基地医院内部督导评估工作机制为依据建立督导评估专家队伍，按照《住院医师规范化培训基地认定标准（试行）》《住院医师规范化培训内容和标准》制定日常住院医师规范化培训工作的评估指标体系，重点评估内容应包括日常教学活动的组织实施及效果、学员待遇的落实、带教教师激励机制的落实等。定期分析院内督导评估结果，并根据结果研究持续提升全科专业住院医师规范化培训工作的举措。基地医院应做好日常督导评估的资料留存及归档工作，真正实现以评促建、以评促改、以评促政策落实，推动全科专业培训基地规范化、标准化建设，从而提高全科专业住院医师培训的质量。

24. 如何利用信息化平台强化全科专业住院医师规范化培训的管理及教学效果？

将信息化建设与应用融入全科专业住院医师规范化培训工作的各个方面和环节，可进一步提高全科专业住院医师规范化培训管理工作水平及效率，提升全科专业住院医师规范化培训的效果。

（1）管理方面。

①学员招录工作。全国、全省统一的信息化招录平台，为招录工作提供诸多便利。网上报名可不受地域限制，信息便于统计、归纳、汇总等。

②培训计划安排。应用信息化管理可快速、精准、合理地安排全科专业住院医师的轮转培训计划及时间。

③监督培训过程。通过信息化管理的监测手段，可实现实时观察全科专业住院医师的在岗工作状态、教学活动及考核情况，对于执行培训及教学起到较好的约束作用。

④评估培训效果。通过设定网络不同身份、不同权限的培训效果评价系统，可以对全科专业住院医师、带教教师及管理人员进行客观、动态评价，做到全方位评估。

⑤组建日常考试、考核题库，协助组织考试、考核等其他功能。

（2）培训方面。开发和应用全科专业住院医师易于接受的培训软件，直接通过信息网络进行培训。通过信息化可以实现 VR 等多种教学培训方法。通过信息化也可以开发和实现多种辅助教学手段，如通过列斯特评价量表（Leicester Assessment Package，LAP）对独立门诊的全科专业住院医师进行评价。

（3）数据应用方面。有助于统计分析、开展科学研究等相关工作。此外，随着全科专业住院医师规范化培训信息化的开发和使用，目前成功开发基于手机端的管理软件，方便全科专业住院医师规范化培训日常的教学与管理。

25. 全科专业住院医师规范化培训的主要内容有哪些？

根据《全科专业住院医师规范化培训内容与标准（2019 年修订版）》文件通知，培训内容包括理论培训、临床技能培训和基层医疗卫生实践。理论培训内容以临床实际需要为重点，主要包括医德医风、思想政治、医学人文；医学伦理与医患沟通；有关法律、法规；临床科研设计与方法；临床专业相关理论及医学英语知识；全科医学、社区卫生服务和公共卫生服务。时间安排可集中或分散在3年培训过程中完成，可采用集中面授、远程教学、临床医学系列讲座、专题讲座、临床案例讨论、读书报告会等多种形式进行。理论和临床技能培训内容见各科室轮转的具体要求。

26. 全科专业住院医师岗位胜任力是什么?

2005年，世界家庭医生组织定义了全科医生所具备的6个方面岗位胜任力，即基本医疗管理、社区为导向、特定问题解决能力、综合方案、以人为中心的医疗、全人模式。2007年，美国毕业后医学教育认证委员会提出全科医生岗位胜任力包括10项指标，即以患者为中心实施照顾、管理患者、人性化诊疗、多方式与患者交流、应用循证医学、利用网络提供医疗服务、根据患者需求灵活提供访问、小组访问相同或相近患者、团队合作及财务管理。2009年，加拿大家庭医师学会提出家庭医生应具备7项岗位胜任力，并将其对应成7种不同角色，即家庭医学专家、沟通者、合作者、管理者、健康促进者、学者及专业人士。2011年，《国务院关于建立全科医生制度的指导意见》(国发〔2011〕23号)提出：“全科医生是综合程度较高的医学人才，主要在基层承担预防保健、常见病和多发病诊疗和转诊、患者康复和慢性病管理、健康管理等一体化服务。”

27. 如何帮助全科专业住院医师缓解心理压力?

（1）在住院医师规范化培训基地，要有固定管理人员负责了解、关心培训工作的动态，并实行住院医师与管理者定期沟通的工作机制。

（2）丰富全科专业住院医师的日常生活。如定期举办座谈会、趣味运动会、联欢会之类的娱乐活动。

（3）全科专业住院医师规范化培训基地务必遵守劳动法规，不可违法或超负荷安排全科住院医师的工作量。

（4）发现全科专业住院医师情绪低落、抑郁等心理问题，应及时采取措施，保护全科住院医师的身心健康。

巴林特小组是匈牙利精神分析学家迈克尔·巴林特在1950年初创立的一个针对缓解医务人员职业压力的培训研讨小组，通过探讨日常工作中的医患问题，使医务人员能够更好地理解患者情绪和心理特点，改变医务人员对医患关系的关注角度，缓解职业压力，提高医务人员的沟通能力。可通过开展巴林特小组活动实践，提高全科专业住院医师对患者心理问题的认知，改善职业倦怠，缓解心理压力。

28. 全科专业住院医师规范化培训期间医疗工作的任务是什么？

全科专业住院医师参与临床科室轮转培训期间，在带教教师的指导下，在病房工作的学员应管理2～5张病床。在全科医学科、内科、外科、妇科、儿科、神经内科等主要科室门诊平均日接诊量应大于20人次；急诊科平均日接诊量应大于15人次。如果全科专业住院医师通过执业医师资格考试，并在基地医院注册，可适当增加临床工作任务，并取得相应劳动报酬。在基层医疗卫生服务机构和专业公共卫生机构直接参加全科医疗实践、居民健康管理和公共卫生实践，树立以人为中心、家庭为单位、社区为基础的理念，培养为个体与群体提供连续性、综合性、协调性、人性化服务的能力，基层医疗卫生服务综合管理和团队合作的能力，以及结合实际工作发现问题、解决问题、开展科研教学工作的能力。

29. 全科专业住院医师规范化培训期间需要参加哪些考试？

（1）必须参加全科专业住院医师规范化培训基地组织的各类日常考试、考核，如出科考核、年度考核等，以培训内容和标准为依据，主要考察是否达到培训要求的临床基本能力。

（2）必须参加全国统一的执业医师资格考试。培训期间未通过执业医师资格考试，则不能参加全科专业住院医师规范化培训结业考核。

（3）自愿参加同等学力认定考试。全科专业住院医师培训期间可申请同等学力认定，参加国务院学位委员会办公室组织的同等学力认定考试，并有机会获得硕士专业学位。

（4）通过执业医师资格考试，并完成全科专业住院医师规范化培训相关的专业培训内容，应参加省（自治区）级卫生健康行政部门组织的结业考核。考核通过者，可获得全科专业住院医师规范化培训合格证书。

30. 出科考核如何组织与实施？

出科考核是轮转科室在全科专业住院医师出科前依据《全科专业住院医师规范化培训内容与标准（2019 年修订版）》要求，由轮转科室考核小组对其进行有目标、有计划、保质、保量地考核，内容涉及医德医风、临床职业素养、出勤情况、临床实践能力、培训指标完成情况和参加业务学习情况等方面。

出科考核由轮转科室考核小组负责组织实施，全科专业住院医师规范化培训基地及全科专业临床培训基地、基层实践基地负责监督管理。

考核小组成员包括专业基地负责人、轮转科室负责人、教学秘书、病房组长、主治医师、指导医师等，考核学员技能操作的考官至少有 2 人（指导医师不参与评分）。

轮转科室应提前制订出科考核计划，包括考核时间、考核地点、考核专家、考核形式、考核内容等，并将上述出科考核计划提前上报专业基地和培训基地。

考核时间原则上在出科前 1 周内。考核地点为病房、门诊或技能中心等。考核专家应根据考核要求及住院医师人数确定考官。考核形式包括 360 度绩效评价、口试、笔试，并采取多站考核的方式。考核内容依据《全科专业住院医师规范化培训内容与标准（2019 年修订版）》要求，对其规定的临床及基层实践基地轮转科室应熟悉、了解、掌握疾病的相关知识、临床能力、诊疗态度进行综合考核，主要考核 4 个部分内容，包括综合素质评价、临床能力考核、病历质量考核、出科理论考核。

31. 年度考核如何组织与实施?

年度考核是培训对象完成每年度培训后，由全科专业住院医师培训基地组织的一次全面综合考核，依据《全科专业住院医师规范化培训内容与标准（2019 年修订版）》要求，年度考核内容涉及临床职业素养、临床实践能力、培训指标完成情况和参加业务学习情况等方面。

考核由全科专业住院医师培训基地、全科专业临床培训基地、基层实践基地共同组成的年度考核小组负责实施。年度考核小组成员包括全科专业住院医师培训基地负责人、全科专业临床培训基地负责人、教学秘书等。

年度考核小组在年度考核前需制订详细的《全科医学专业年度考核实施方案》，包括考核内容、考核方法、考核站点设置（总考核时间、每个站点考试时间）、学员人数、考官组成、考核病种、出题要求等。

考核时间为培训对象完成每年度培训后。考核地点为病房、门诊或技能中心（实训室）等。考核专家的选定应根据考核要求及学员人数确定，如选定理论考核出题专家和技能操作考核专家（每考站 2 人并按专业确定考官分组）。临床实践能力考核可采取模拟操作或临床操作等多种考核形式；专业理论考核采用笔试或人机对话形式。考核内容依据《全科专业住院医师规范化培训内容与标准（2019 年修订版）》要求，对其规定的临床及社区疾病相关知识和临床实践能力进行综合考核，包括临床实践能力考核和专业理论考核两个部分。

临床实践能力考核主要考察培训对象是否具有规范的临床操作技能和独立诊治常见病、多发病的能力，采用客观结构化临床考试（Objective Structured Clinical Examination，OSCE）的形式，分为 6 个部分考核，包括病史采集、体格检查、辅助检查结果判读、临床思维、医疗文书书写、技能操作考核。

专业理论考核主要评价培训对象运用临床基本知识，安全、有效、规范地从事临床诊疗活动的能力。

年度考核结束后，根据考核中存在的问题和考核成绩分析，同时组织点评及反馈；撰写此次考核总结，并整理成档案资料进行留存，内容包括年度考核管理制度、年度考核方案、评分表、理论考核试卷、考核成绩分析、考核总结、点评反馈资料等。

32. 助理全科医生规范化培训基地的基本条件有哪些?

（1）医院资质。二级及以上综合医院，近 3 年未发生省级及以上卫生健康行政部门通报批评的重大医疗事件。

（2）医院规模。

①总床位数≥ 200 张，年门诊量≥ 10 万人次，年急诊量≥ 5000 人次，年出院患者人数≥ 3000 人次。

②收治的病种数应满足《助理全科医生培训标准（2020 年版）》要求。

③科室需配备的医疗设备应符合《助理全科医生培训标准（2020 年版）》相关专业细则中的各项要求。

（3）科室设置。科室设置齐全，必备科室包括内科（含神经内科）、外科、妇产科（含计划生育门诊、妇女保健门诊）、儿科（含儿童保健门诊）、急诊科、全科医学科、皮肤科、眼科、耳鼻喉科、精神科、感染性疾病科、中医科、康复医学科等。未设置精神科、感染性疾病科、康复医学科的医院可与相关专科医院联合申报，联合单位最多不能超过 3 家。

（4）全科医学科设置要求。

①全科医学科应独立设置，门诊诊间≥ 1 间，其中 1 间为全科教学门诊；病床数应满足助理全科医生培训教学需求（≥ 15 张为宜）；有独立的示教室。

②全科医学科年门诊量≥ 7000 人次（中西部地区结合当地人口密度适当降低标准至年门诊量≥ 5000 人次）；年收治患者人数≥ 200 人次。

③各项诊疗活动及病历书写规范。

④全科医学科在职能部门的协助下牵头负责（仅助理全科医生培训的单位可由职能部门牵头负责）落实培训任务，包括助理全科医生培训管理、轮转计划安排、落实培训教学任务及教学质量控制等。

（5）诊疗疾病范围。

①收治的病种数及病例数能够满足《助理全科医生培训标准（2020 年版）》的要求。

②临床技能操作数应满足《助理全科医生培训标准（2020 年版）》的要求。

（6）医疗设备。

①全科医学门诊应配备检查床、血压计、便携式血糖仪、检眼镜、检耳镜等全科相关的检查治疗设备。

②轮转科室配备的医疗设备应符合《助理全科医生培训标准（2020 年版）》相关专业细则中的各项要求。

（7）培训设施。有满足培训需求的临床技能模拟训练中心，面积≥ 400 平方米，设专人管理，临床技能训练模拟设备可满足培训需求；有图书馆，且具备文献检索功能，并对助理全科医生开放；提供教室、示教室等学习和生活设施。

（8）设置全科教研室及教学小组。全科教研室成员包括全科医学科、临床主要轮转科室及基层实践基地成员。明确职责，定期研究和制定相关制度、培训及考核方案，以及召开培训布置工作会、总结会、指导医师座谈会等会议，开展教学查房、病例讨论等教学活动。临床主要科室（全科医学科、内科、神经内科、外科、急诊科、儿科等）分别设立全科教学小组，明确职责，定期组织、研究和落实全科教学工作。

（9）医疗工作量。内科（含神经内科）、外科、全科、妇科和儿科等主要培训科室，每名指导医师管理 5 张病床以上，门诊工作日平均接诊 20 名及以上患者，急诊工作日平均接诊 12 名及以上患者。

（10）主管领导。医院主管教学培训的院领导及管理部门负责人需经省级及以上全科医学培训机构组织的全科医学相关知识培训，并取得培训合格证书，对全科医学有清晰和全面的认识，熟悉助理全科医生培训的相关要求。

33. 助理全科医生规范化培训基地的师资条件有哪些？

（1）人员配备。

①师资与培训对象比例不超过 1 ∶ 2。

②师资总人数不少于 15 人，其中全科医学科不少于 3 人，内科至少 2 人，神经内科、外科、妇产科、儿科、急诊科、皮肤科至少各 1 人；师资队伍中副高级及以上专业技术职称比例不少于 1/5。

③全科专业基地应设置主任、教学主任、教学秘书，负责组织和落实助理全科医生培训的各项工作任务。

（2）师资条件。

①理论课师资应具有医学本科及以上学历和 5 年中级及以上职称；临床

指导医师应具有医学本科及以上学历和主治医师及以上职称；全科医学科指导医师至少 3 人注册或加注“全科医学专业”执业范围。

②全科指导医师中全科医学科至少 3 人，内科轮转科室至少各 2 人，其他轮转科室至少各 1 人，近 3 年均应参加过省级及以上全科医学师资培训，并获得全科师资培训证书，其中近 3 年经过骨干师资培训的人数不低于 1/5，所有指导医师近 3 年均应参加过院级及以上全科师资培训。

③有一定的临床带教经验，熟悉《助理全科医生培训标准（2020 年版）》要求，具有良好的人际交流能力、团队合作精神与教学能力，热心于全科医学教学工作，能够保证指导培训对象的教学时间。

④熟悉基层全科医生工作情况，在基层实践基地承担以教学为主的专家门诊、会诊及示范教学等工作。其中，全科医学科指导医师在以上应承担的教学工作中每月至少完成 1 次。

（3）专业基地负责人条件。

①医学本科及以上学历，高级职称，具备全科医学执业资质，从事医疗、科研和教学工作至少 5 年；参加过省级及以上全科医学师资培训或全科基地管理培训，并获得培训证书。

②具有良好的教学组织管理和协调能力。

34. 助理全科医生基层实践基地机构的标准有哪些?

（1）基层实践基地机构的规模。基层实践基地机构是辖区卫生健康行政部门设置的、在当地具有示范作用的社区卫生服务中心或乡镇卫生院，辖区服务人数原则上不小于 2 万人，每名医师签约或经常联系的服务对象不少于 100 人；基层基本医疗服务和基本公共卫生服务功能完善；与上级医院建立定点协作关系或双向转诊关系。

（2）医疗设备。应满足《助理全科医生培训标准（2020 年版）》的各项要求。

（3）必备科室。原则上应有全科、预防保健科、中医科、康复科、精神疾病管理科，并能够按照《助理全科医生培训标准（2020 年版）》的要求完成实践教学任务。

（4）培训设施。有教室（会议室）、黑板、投影仪、计算机、在线学习系统等教学设备；图书室至少有 10 种以上全科医学、基层卫生等相关领域的学术刊物，20 种以上常用参考书或工具书，计算机具备一定的信息检索功能。

（5）教学小组。设立助理全科医生培训教学小组，明确小组成员及职责，定期组织研究全科教学工作。

（6）主管领导。对全科医学有较清晰的认识，参加过省级及以上助理全科师资培训或基层基地管理培训，熟悉助理全科医生培训的相关要求，并获得培训证书。

35. 助理全科医生基层实践基地师资条件有哪些？

（1）人员配备。

①指导医师与培训对象比例为 1 ： 2。

②指导医师总人数至少 5 人，其中全科医学科至少 3 人，预防保健科至少 1 人，一般应有至少 1 名副高级及以上专业技术职称医师。

③设置专职或兼职教学主任岗位，负责全科医生专业基层实践基地教学工作的组织实施。

④设置专职或兼职教学秘书岗位，负责落实全科医生专业基层实践基地的教学工作。

（2）指导医师条件。

①具有医学专科及以上学历、主治及以上职称、有 3 年及以上基层医疗

工作经历，或医学本科及以上学历并有 3 年及以上基层医疗工作经历，或经住院医师规范化培训合格并有 2 年及以上基层医疗工作经历。

②近 3 年至少有 3 人参加过省级及以上全科医学师资培训，并获得师资培训证书；其他所有指导医师均应参加过临床轮转基地的院级及以上全科类别的师资培训。

③指导医师应当具有团队合作精神。

④指导医师每日平均服务量不低于 10 人。

⑤全科医学科指导医师每年带教至少 2 人次，并保证教学时间。指导医师每年必须参加全科医学师资继续教育，不断提升教学水平。

36. 助理全科医生规范化培训基地的专业公共卫生机构标准是什么？

（1）基本条件。

①辖区政府设置的专业公共卫生机构，应具备开展传染病报告和处理、地方病预防、社区慢性病报告、特殊人群保健、严重精神障碍管理、职业病监测、突发公共卫生事件应急处理和健康教育等工作的能力和条件。

②设有流行病与传染病预防控制、免疫规划、公共卫生、艾滋病等性病防治、职业病防治、健康教育与健康促进、理化和微生物检验等专业科室。在地方病和寄生虫病流行区，还应当设有地方病与寄生虫病预防控制的相关科室。

（2）师资条件。

①具有相关专业专科及以上学历，并有 3 年及以上公共卫生中级技术职称，以及相关的工作经历。

②经过市级及以上全科医学师资培训，并取得合格证书。至少有 2 名医师接受过省级及以上全科师资培训机构组织的师资培训，并取得合格证书。

③热心于全科医学教学工作，能够保证指导培训对象的教学时间。

37. 助理全科医生规范化培训的对象有哪些？已在农村基层医疗卫生机构工作的往届毕业生能否参加培训？

临床医学专业 3 年制专科毕业，拟在或已经在农村基层医疗卫生机构从事全科医疗工作者及已经取得执业助理医师资格的临床医师，可根据个人和单位需要，自愿报名参加培训，不做强制要求。

38. 助理全科医生规范化培训目标是什么？

（1）拥护中国共产党领导，拥护社会主义制度，热爱祖国，遵守国家法律法规，贯彻执行党的卫生工作方针；热爱医疗卫生事业，具有强烈的职业责任感和良好的医德修养，愿意在农村基层为人民群众健康服务。

（2）理解生物—心理—社会医学模式，具有全科医学理念，掌握临床医学的基本理论、基本知识和基本技能，以及公共卫生的相关知识和技能；熟悉全科医学的诊疗思维模式，能够运用全科医学的基本理论和原则指导医疗卫生实践；具有对农村常见病、多发病的基本诊疗能力和预防保健工作能力；具有良好的医患沟通能力，以维护和促进健康为目标，向个人、家庭和农村基层提供以需求为导向的综合性、协调性、连续性的基本医疗和预防保健服务。

39. 助理全科医生规范化培训的内容和时间如何安排？

（1）临床培训。临床科室轮转时间为 20 个月。轮转期间，学员在具有带教资格的指导医师的指导下参与全科专业临床培训基地中相关临床科室的医疗工作。临床培训期间，全科医学科轮转时间为 1 个月，可安排病房或门诊，其中集中或穿插安排至专家门诊及普通门诊参与接诊，累计时间不少于 2 周；

病房轮转期间,协助管床数不少于3张。病房轮转期间的内科轮转时间为8个月，以病房轮转为主，其中集中或穿插安排至专家门诊及普通门诊参与接诊，累计时间不少于1个月；神经内科轮转时间为2个月，以病房轮转为主，其中集中或穿插安排专家门诊及普通门诊参与接诊，累计时间不少于1周；儿科轮转时间为1.5个月，可安排病房或门诊，其中集中或穿插安排至专家门诊及普通门诊参与接诊，累计时间不少于2周；参与急诊、急救工作2个月，训练内容包括院内急救和院前急救两个部分；其他临床科室的轮转以门诊为主。

培训基地可根据实际情况在临床科室轮转中安排地方病的学习。对于少见病种和季节性较强的病种，可采用临床小讲课、病例讨论、讲座等形式进行学习。

临床培训期间，每周安排不少于半天的集中学习，可采用单独开设综合课程、系列讲座、案例讨论、技能操作训练等方式，学习临床诊疗和全科医学知识与技能；各培训基地应根据大纲要求制订轮转计划。

临床培训期间，应根据实际尽早穿插安排必要的基层见习与实践，引导学员根据农村基层全科医疗岗位需求加强临床能力训练。

（2）基层实践。基层实践时间为4个月，可弹性安排，其中全科医疗服务技能培训至少2个月，预防保健与基本公共卫生服务技能培训2个月。基层实践基地因培训条件、师资条件、病种或患者数量达不到培训要求时，可安排在全科专业临床培训基地全科医学科门诊或专业公共卫生机构共同完成，但基层实践总轮转时间不得少于2个月。

基层实践的具体形式可采取在基层实践基地指导医师的指导下进行全科医疗和公共卫生实践。在实践过程中，可以安排健康教育小讲课、案例讨论、教学研讨会、基层卫生调查等教学活动。在基层实践期间，临床基地相关指导医师可针对有关临床问题对学员进行业务技术指导。

（3）理论培训。理论培训共计282学时，内容包括临床专业相关理论、医德医风、思想政治、医学人文、医学伦理与医患沟通、法律法规、全科医学、基层卫生服务和公共卫生服务等，其中全科医学基本理论与职业理念和综合素质课程为 48 个学时，临床医疗服务相关课程为 126 个学时，基层全科医疗与公共卫生服务相关课程为 63 个学时，综合系列讲座为 45 个学时。

全科医学基本理论与职业理念和综合素质课程，可放在临床轮转之前（时间计算在临床轮转时间内）采用集中授课的形式进行，临床医疗服务、基层全科医疗与公共卫生服务相关课程内容穿插在临床培训及基层实践过程中进行。

40. 助理全科医生规范化培训年限是多久？

助理全科医生培训年限为 2 年（共计 24 个月）。因特殊情况不能按时完成培训任务者，允许申请延长培训年限，但原则上不超过 1 年。

具体时间安排：临床培训 20 个月，安排在遴选的全科专业临床培训基地进行；基层实践 4 个月，安排在遴选的基层实践基地进行；全科医学基本理论、职业理念和综合素质等相关课程采取集中与分散相结合的方式进行，临床医疗服务、基层全科医疗与公共卫生服务相关课程穿插在临床培训、基层实践过程中进行。

41. 助理全科医生规范化培训方式的要求是什么？

（1）培训须在省（自治区）级卫生健康委行政部门遴选的助理全科医生培训基地进行，培训基地由全科专业临床培训基地（以符合条件的二级综合医院为主）和基层实践基地（符合条件的乡镇卫生院或社区卫生服务中心及专业公共卫生机构）组成；培训过程中，理论培训课程可根据实际情况安排，全科医学基本理论、临床和基层相关的理论培训课程可由高等医学院校或与培训基地共同承担。

（2）培训以提高基层全科医疗服务能力和基本公共卫生服务能力为核

心，主要由高等医学院校全科医学理论教师及具有带教资格的全科专业临床培训基地医师、基层实践基地医师共同组成的师资团队承担带教任务，培训全程实行指导医师负责制。

（3）培训过程注重临床轮转和基层实践的实际效果。在指导医师的指导下，临床轮转阶段加强常见疾病诊疗思维的培养和诊疗技能的培训；基层实践阶段突出临床各科所学理论课程相关知识和技能的整合与应用，以及国家基本公共卫生服务规范相关内容的实践操作。临床轮转与基层实践穿插进行并有机衔接，使培训对象在培训期间始终着重强化以全科医生岗位需求为导向的临床能力培训和基层实践训练。

（4）培训过程中，理论培训课程可根据实际采取集中授课、讲座、见习和线上培训等多种形式进行，其中全科医学基本理论、临床和基层相关的理论培训课程可由医学院校或与培训基地共同承担，亦可在网络平台学习。

42. 助理全科医生规范化培训内容与要求有哪些？

（1）培训内容。培训内容由 3 个部分组成，即临床培训、基层实践、理论知识培训。

（2）培训要求。培训过程中要突出全科医生作为居民健康“守门人”的岗位特点，强化全心全意为居民健康服务的思想，培养良好的医患沟通能力、团队协作精神、医疗卫生法制观念，以及良好的综合素质和职业精神。

43. 助理全科医生规范化培训如何考核？

助理全科医生考核分为过程考核和结业考核，以过程考核为重点。

（1）过程考核。

①临床培训阶段。临床培训阶段考核包括临床各科出科考核和阶段性综合考核。

②基层实践阶段。基层实践阶段重点对培训对象在全科医疗服务技能培训、预防保健与公共卫生服务技能培训、社区卫生服务管理技能培训等方面的实践情况进行考核，考核内容包括业务能力和职业态度等综合表现。在基层实践阶段结束时组织阶段性综合考核，可采用综合考卷和实际患者管理案例等多种形式进行。

（2）结业考核。学员在 2 年培训结束时，过程考核合格者须参加省级卫生行政部门统一组织的结业考核。考核内容包括基本理论、基本技能和综合能力等。

44. 助理全科医生规范化培训的模式和内容是什么？

（1）培训模式。“3+2”是助理全科医生培训的主要模式，即完成 3 年医学类专业专科（高职）教育的毕业生，在培训基地接受 2 年助理全科医生培训。

（2）培训内容。原则上按照国家颁布的《助理全科医生培训标准（试行）》和《中医类别助理全科医生培训标准（试行）》开展培训。各培训基地可根据各地区的疾病谱，以及地中海贫血、艾滋病、肝癌和鼻咽癌等区域高发疾病的流行特点，在上述标准的基础上适当增加培训内容。

45. 助理全科医生规范化培训基地如何招收与考核培训对象？

省（自治区）级卫生健康委负责统筹安排年度的培训计划，培训基地依据核定的培训规模和下达的年度招收计划，按照公开公平、双向选择、择优录取的原则，招收符合条件的培训对象参加培训。培训考核实行过程考核与结业考核相结合的方式，过程考核由培训基地负责实施，结业考核由省（自治区）级卫生健康委统一组织，省（自治区）级卫生健康委对结业考核成绩合格者颁发统一制式的助理全科医生培训合格证书。

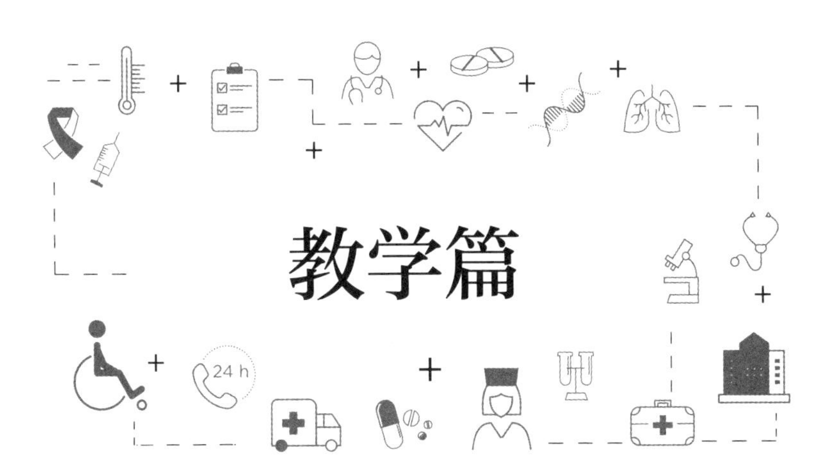

教学篇

1. 什么是全科医学?

全科医学（general practice），又称家庭医学（family medicine），是一个面向个体、家庭与社区，整合临床医学、预防医学、康复医学、医学心理学及人文社会学科相关内容于一体的综合性临床二级学科。其研究范围涵盖了各年龄、性别、器官系统，以及各类疾病或健康问题。其主旨强调以人为中心、以家庭为单位、以整体健康的维护与促进为方向的长期负责式照顾，并将个体与群体的健康照顾、防和治有机地融为一体。

2. 如何开展全科专业住院医师的入院与入科教育?

入院教育时间一般为 1 ～ 2 周，培训内容一般包括医院情况、职业道德、公共理论、培养计划与要求、人际沟通与团队合作、临床基础知识和基本技能训练与考核，以及全科专业住院医师普遍要求掌握的基本技能（如 SOAP 病例书写、心肺复苏术、体格检查、无菌操作等）。培训完成后应经过考核，合格者方可进入全科专业住院医师规范化培训规定的临床、基层基地轮转学习。全科专业住院医师进入每个相关专业科室接受培训前，也应进行入科教育，包括科室情况、工作流程、规章制度、培养计划与要求、临床基础知识、基本技能训练与考核等内容，并有专人组织实施，目的是使全科专业住院医师尽快适应科室医学教研工作。

3. 全科专业住院医师规范化培训人文素质教育的重要性及主要内容有哪些?

全科医生是为个人、家庭和社区提供方便、优质、经济有效的保健服务，并进行生命、健康与疾病负责式管理的医生。在临床工作中，单方面的医学知识很难治疗一些疾病，例如高血压、冠心病、肿瘤等慢性病，这类疾病仅靠临床治疗手段往往不能达到理想的疗效，但此时如果辅以相应的保健预防措施，以及适当的人文关怀，可以对患者的疾病改善及预后起到推动作用。医学人文素质教育的目的是让医学生热爱生命、尊重患者。随着社会发展，人们对健康需求的提高，人文素质的培养具有十分重要意义。

全科专业住院医师规范化培训人文素质教育有利于提升全科专业住院医师的医疗道德作风、医疗政策法规、临床实践技能、专业理论知识、人际沟通交流等方面的能力。其内容主要包括医学心理学、医学伦理学、卫生法规等。

4. 专科带教教师如何做好全科专业住院医师规范化培训的带教工作？

（1）熟悉全科医学概念和全科医疗模式，具有全科医学理念和思维，知晓全科医生职责和社区医疗特点。

（2）了解社区医疗中健康管理、疾病预防、儿童和妇女保健及家庭医生签约的内容和方式。

（3）熟悉双向转诊流程。

（4）了解医学人文、社会学和心理学。

（5）能用专科技术和全科理念及方法进行全科教学。

5. 全科专业住院医师日常的培训形式主要有哪些？

主要有临床科室轮转培训和基层实践培训两种形式。针对全科专业住院医师的日常教学活动主要有每 2 周 1 次的教学查房；每 2 周 1 次的病例讨论；每 2 周至少 1 次的小讲课；每月不少于 1 次的实训技能培训；全科专业住院医师晨报、读书汇报会等活动，给每位住院医师提供成长的机会和平台；定期由带教教师给全科专业住院医师进行 Mini-CEX（迷你临床演练评估）、DOPS（临床操作技能评估）或 360 度绩效评价等。所有教学活动要求至少有 1 年的安排计划；教学活动留存有档案资料（如签到表、授课者的 PPT、照片或录像，全科专业住院医师笔记或心得体会，教学效果的分析与评价，改进措施等）。鼓励全科专业培训基地开展丰富多彩的教学活动，以调动学生的学习热情。

6. 什么是 PBL 教学法、TBL 教学法、CBL 教学法?

（1）PBL 教学法（Problem-Based Learning，PBL）是以问题为导向的教学方法，是基于现实世界以学生为中心的教育方式。PBL 教学特点：PBL 既是一种以学习者为中心的教学方式，也是基于真实情景的问题，同时是以问题为核心的高水平的学习。PBL 教学法的教学思路：教师课前提出问题—学生查找资料—分组讨论—教师总结。

（2）TBL 教学法（Team-Based Learning，TBL）是强调以团队为基本单位，以学生为主体，教师主要起引导作用的一种教学方法。可有效提高住院医师学习积极性和解决问题的能力，教学效果提升显著，能够极大地提高住院医师的综合能力及团队合作意识。

（3）CBL 教学法（Case-Based Learning，CBL）是以案例为基础，重在解决问题的小组讨论式教学方法。该教学方法注重师生互动，激发学生主动思维，并引导学生举一反三，增强学习效果。

7. 全科专业住院医师规范化培训全科教学查房的定义是什么?

全科专业住院医师规范化培训全科教学查房是在全科临床指导医师组织下，以全科专业住院医师为主体，采取师生互动形式，以真实的临床住院病例为教学内容,以临床诊治能力和全科临床思维能力培养为目标的教学活动。要求既要符合临床教学查房基本程序，又须按照全科专业住院医师规范化培训内容与要求，运用多种灵活教学形式有的放矢开展。通过规范的全科教学查房，有效提升全科专业住院医师的临床诊疗能力，培养医防结合高质量的全科医学人才。

8. 如何区别全科教学查房、医疗查房？

全科教学查房、医疗查房对比见表1。

表1　全科教学查房、医疗查房对比

	目的	对象和参加人员	解决的问题
教学查房	培养住院医师的诊疗思维、医学人文素养及职业精神，帮助全科专业住院医师掌握常见病、多发病及急危重症等相关疾病的规范诊断、系统治疗和管理能力	以全科专业住院医师规范化培训学员为主要对象，全科医生、进修医生等人员参加，临床带教教师主持	培养全科医生发现问题、分析问题和解决问题的能力，以及具备更加缜密的临床思维能力
医疗查房	针对患者尚未解决的医疗问题进行分析，找出解决的办法，目的是使患者疾病好转或痊愈	由病房负责医治患者的医疗小组人员参加，科主任、医疗组长或上级医生主持	了解和分析患者的病情及其变化，做出初步的临床诊断或明确诊断，拟定最佳诊疗方案，或修正临床诊断，调整治疗方案，完善相关检查，指导患者康复，与患者及家属沟通医疗问题

9. 全科专业住院医师规范化培训带教教师如何组织全科教学查房？

（1）全科专业住院医师规范化培训基地应根据培训大纲要求，制订详尽的计划，由全科教学小组组织、督导与管理，并定期抽查。

（2）全科教学查房应每2周安排1次。

（3）全科专业临床培训基地应定期组织集体备课、评审教案，明确全科教学查房的时间安排、教学目标、教学内容和指导医师的安排。

（4）严格执行全科专业住院医师参加全科教学查房的登记制度，及时准确地记录全科专业住院医师在全科教学查房过程中的参与度、临床能力、全科理念、医学人文素养水平及团队合作精神等，作为全科专业住院医师日常考核重要指标之一。

（5）全科教研室应对教学查房质量进行督导，并及时反馈和分析问题，保障教学查房质量的持续提升。

10. 对全科教学查房指导教师的要求有哪些？

（1）指导教师应具备3年及以上主治医师职称，2年以上全科临床工作经验。

（2）指导教师应充分了解全科专业培训大纲的要求。

（3）指导教师应参加过全科教学查房的专业培训，并获得相应的教学资质。

（4）指导教师应在教学过程中做到态度认真、热情饱满、仪表端庄。

（5）指导教师应在教学过程中充分体现全科专业理念和人文职业素养。

11. 全科专业教学查房如何准备？

（1）病例的选择。

①选择的病例应为全科专业培训大纲中要求的全科专业住院医师需掌握的病种，以常见症状、常见病、慢性病为主。

②应首选全科专业住院医师主管的运行病例。

③所选择的病例应病史清晰、症状和体征明确，辅助检查资料相对完整。病情相对典型，在诊断、鉴别诊断、检查和治疗等方面均存在需要进一步分析的问题，有利于全科专业住院医师临床思维能力的培养。

④所选择的患者病情应相对稳定，易于配合。

⑤应提前做好与患者和家属的沟通，并征得他们的同意。

（2）参加查房的全科专业住院医师应做的准备。

①主管住院医师负责对全科教学查房所涉及的病例资料进行充分准备，包括病史、体格检查、辅助检查、入院后的病情变化和诊疗过程等，并进行相应的资料检索、分析和汇总，总结出病例的特点，提出诊断与鉴别诊断及相关依据，进一步检查方案、处理原则和治疗方法，以及查房过程中需要讨论的问题。

②主管住院医师应将以上部分内容制作成多媒体课件，供全科教学查房过程中使用，并提前通知其他参与查房的住院医师。其他参与查房的住院医师均应提前了解病情，准备患者的影像资料及体格检查所需的器械。

（3）指导教师应做好的准备。

①指导教师在全科教学查房前应与主管住院医师进行充分交流，包括病例资料的准备情况、讨论的主要问题、参与查房的住院医师的分工情况、教学查房的过程安排等。

②指导教师应提前查看患者，掌握患者资料，明确教学查房的目标和要求、教学过程中的重点和难点，以及全科专业住院医师需掌握的知识点，同时撰写相应的教案。针对查房需讨论的要点准备相关资料，包括文献资料、诊疗指南等，并将其制作成多媒体课件，在教学查房中使用。

③指导教师应准备课后思考题，在教学查房后进一步指导住院医师完成自主学习，并提供学习参考资料。

（4）其他准备。病房要求环境宽敞、安静、温度适宜，避免无关人员在场。准备好影像资料播放设备、黑（白）板、必要的教具和模具等。

12. 全科教学查房如何实施？

（1）简单介绍及查房安排（3～5分钟）。指导教师说明本次教学查房的目标和任务、流程和时间安排、注意事项等，并在进入病房前完成。

（2）床边查房（15～20分钟）。

①站位。

A. 指导教师站病床右侧（若需站在左侧则必须说明原因）。

B. 主管住院医师站查房指导教师的右侧。

C. 各级医师站主管住院医师对侧。

D. 护士长、责任护士站床尾。

E. 其他医师则按照进入病房先后顺序依次站在指导教师、主管住院医师对面。

②脱稿汇报病史（10 分钟）。汇报内容包括患者主要的病史、体格检查及辅助检查结果。指导教师听取汇报的同时，引导学生对遗漏部分进行补充。

③体格检查。住院医师结合患者病情进行重点体格检查，特殊情况下可在示教室完成，并汇报检查结果。指导教师针对体格检查过程中出现的遗漏或不规范手法进行补充纠正，并进行规范性示教。

（3）病例讨论阶段（50 ～ 70 分钟）。指导教师对病历书写及现行诊疗手段的优点、缺点进行评价，同时应用多媒体对该病例进行分析，重点讲解病史特点、诊断、鉴别诊断思路和治疗方案等。

（4）总结。指导教师总结本次查房应掌握和了解的要点，点评住院医师在教学查房过程中的优点及不足。进一步介绍与讨论病例相关的新理论、新知识和新技术要点，拓宽主管全科专业住院医师的知识面。指导教师向全科专业住院医师推荐进一步学习的参考文献和布置思考题。全科教学查房结束后，要及时书写教学查房记录并师生签名。

13. 什么是临床小讲课？

临床小讲课是临床实践教学过程中涉及的理论知识、操作技能、临床能力等相关内容，通过整合而形成若干教学点，并将其总结归纳构成包含理论、实践教学内容的课程。它可以是单纯理论知识的小讲课，更多的是知识与技能训练、能力培养融合的课程。临床小讲课课程时间控制在 30 ～ 40 分钟为宜，以临床实际相关问题为导向，针对全科专业住院医师在临床实践中遇到的相关问题、难点问题、专业热点问题等，通过带教教师的归纳、整合、梳理，结合最新理论知识，并采用相应的教学形式，带领学员一起认识、分析、讨论，最终圆满解决临床实际问题。

14. 如何设计与组织临床小讲课？

临床小讲课依据全科专业住院医师临床轮转各专业教学大纲的要求，通过对临床实践中应该掌握的常见病、多发病的相关知识与诊治能力的综合学习与运用，补充系统理论课与教材的不足；通过教学中的师生互动，激发全科专业住院医师的学习主动性，提高思辨能力、解决问题能力、沟通能力、信息处理与管理能力，同时激发科研意识、拓展学科视野、增强自信心、提高临床综合素质。

临床小讲课的设计思路：临床小讲课是授课教师和全科专业住院医师共同参与教学的活动，授课教师起主导作用，全科专业住院医师起主体作用；授课教师要了解全科专业住院医师的需求及基础理论知识，有目的地寻找相关案例，结合基础理论，提高全科专业住院医师解决问题的能力；以病区为单位，每周进行临床小讲课 1 次，每次一般为 30 分钟左右，由 1 名具有中级职称的教师指导，6 ～ 7 名全科专业住院医师提前预习（查阅文献），最后全体参与发言，调动学员学习的积极性；课前备课需准备详细的书面提纲（或教案），新任教师需教研室组织备课，资深教师听新任教师讲课后做出评价，并向新任教师反馈需改进之处。

临床小讲课可采用互动、以问题为中心角色互换的教学模式进行。

15. 什么是全科门诊教学?

全科门诊教学就是在门诊环境下由临床教师与培训学员开展的临床教学活动。

全科门诊教学的主要目的：一是提高全科专业住院医师重点病史的询问、查体、辅助检查获取临床信息的能力。二是帮助全科专业住院医师掌握常见病、多发病，以及常见症状的诊断治疗方法。三是指导全科专业住院医师掌握全科临床思维模式，提高临床决策能力。四是培养全科专业住院医师良好的沟通技巧、医学人文素养及职业精神。五是引导全科专业住院医师主动实践、思考，提升自我学习能力。六是要使转诊全科医生参与基层转诊患者的教学门诊。

16. 全科门诊教学如何实施?

全科门诊教学主要通过独立门诊带教方式实施，这种门诊带教模式大致分为 4 个步骤：

第一步，全科专业住院医师在全科诊室单独接诊患者，时间为 15 分钟。主要内容有接诊的全科专业住院医师洗手、自我介绍、 向患者说明就诊流程及询问病史，并对患者进行针对性的体格检查。同时，指导医师及其他观摩者在评估诊室观察全科专业住院医师接诊过程。

第二步，全科专业住院医师汇报及分析，时间为 5 分钟。 患者在诊室等候，全科专业住院医师在评估诊室汇报病史、体格检查及相关辅助检查结果，并给出诊断及处理意见，随后指导老师点评。通过病史汇报，提升全科专业住院医师提炼归纳病史及整合分析信息的能力。

第三步，指导医师点评及分析，时间为 10 分钟。指导医师与全科专业住院医师在全科诊室与患者进行病史核实、补充问诊和示范性查体，并做出诊断和进一步处理方案，同时解答患者问题并进行针对性的健康教育及预约

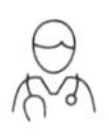

随访时间。指导全科专业住院医师书写 SOAP 病历，并审核医疗文书、处置单、处方，签字后送患者离开诊室。

第四步，反思总结，时间为 15 分钟。指导医师与全科专业住院医师一起讨论并总结，包括接诊要点及技巧、相关疾病的鉴别诊断分析、进一步学习的知识点，并按要求完成后续的反思性病历。指导医师应重点评价全科专业住院医师的基本理论、基本技能、全科临床思维能力、医学人文方面的优点和问题。对全科专业住院医师的点评应具体，并提出切实可行的改进建议。

17. 全科门诊教学关键点是什么？

一是需要全科专业住院医师通过接诊患者的临床实践提高诊治能力，并能体现全人理念和连续性医疗照顾的特点。二是强调临床实践工作中应对突发事件的能力和病情变化时的处理技巧，这是合格的全科专业住院医师的基本要求。三是要将全科医学全人照顾理念贯穿于全科门诊的问诊、查体、制定共同决策的全过程。四是要引导全科专业住院医师将全科医学理论知识应用于临床实际病例中，学会常见症状的鉴别诊断和分析，提高常见疾病的诊治能力等。五是注意引导全科专业住院医师主动对接诊过程进行反思、总结经验、持续改进并不断提升全科临床能力。

18. 如何规范化书写 SOAP？

“S”代表患者主观资料，即主观资料是由患者或其就医时的陪伴者提供的主诉、症状、患者对不适的主观感觉、家族史和社会生活史等。医生对以上情况的描述要求尽量使用（或贴近）患者的语言方式。

“O”代表客观资料，即观察者用各种方法获得的各种真实的资料，包括体检、生理学方面的资料，实验室检查结果，心理行为测量结果，以及医生观察到的患者的态度、行为等。

“A”代表对健康问题的评估，评估是问题描述中最重要的一部分。完整的评估应包括诊断、鉴别、问题的轻重程度及预后等。评估不同于以往的以疾病为中心的诊断，其内容可以是疾病、生理问题、心理问题、社会问题，未明确原因的症状和（或）主诉，所评估问题的名称须按统一使用的分类系统来命名（基层医疗国际分类系统 ICPC，不仅包含诊断编码，还包含就诊原因、治疗原因和试验结果的代码，ICPC 可以根据 SOAP 准则结构化患者的就诊编码）。

“P”代表对问题的处理计划，即处理计划是针对问题而提出的，体现以患者为中心、预防为导向，以及生物、心理、社会医学模式的全方位考虑，而不仅限于开出药物。计划内容一般应包括诊断计划、治疗与管理策略（包括用药、治疗方式及疾病或健康问题管理）、对患者的教育、是否需会诊、转诊、随诊等。

19. 如何运用 LAP 评估全科专业住院医师的独立门诊能力?

LAP 评估，是一种促进全科专业住院医师应诊能力改进与提升的有效手段。

（1）LAP 评估的核心思想及指标构成。以“医生在接诊时，要全身心关注和聆听患者的生命和健康问题，并提供帮助”这一核心思想，作为全科专业住院医师应诊能力和表现的评估工具。接受评估的全科专业住院医师的评分标准为每次 100 分，分 7 大项 39 小项。LAP 评估表见表 2。

表2 LAP 评估表

内容	分值
接诊和病史采集	20
体格检查	10
患者管理	20
解决问题	20
医生行为和与患者的关系	10
预防性治疗	10
病历记录	10

（2）如何组织实施 LAP 评估？在硬件条件方面，首先要有一间能够同步录播视频的示教门诊，能够实现将受评者的接诊情况录像完整清晰地转播到另外一间讨论室。评估时，接诊者正常应诊，独立应对真实病人或标准化病人，其表现情况，由在另外一间讨论室同步收看的指导教师或全科专业住院医师按 LAP 评估表进行逐项评估。LAP 评估实施的基本程序和一般步骤：选择观察者（评估者 / 考官）、确定培训观察者、确定被观察者（被评估者 / 学员）、统计样本量（所有被观察者接诊的总数）、选择 LAP 版本、确定评估时间、评估者适当提问、反馈和提出改进建议。

（3）LAP 评分标准。LAP 评分可分为 A、B、C+、C、D、E 6 个等级。

20. 什么是临床操作技能评估？

临床操作技能评估（Direct Observation of Procedural Skills，DOPS）是一种新型的操作考核方法，主要用于评估全科专业住院医师的临床操作技能，最早为英国皇家内科医师学会设计，现已在多个国家的各临床领域推广使用。DOPS 评估表不同于传统的临床操作技能考核评分表，其主要由以下 4 个部分组成：

（1）基本信息。基本信息包括全科专业住院医师、临床教师、患者的信息和所评估的操作技能。

（2）评分项目。评分项目共 11 条。

（3）反馈意见。反馈意见主要记录全科专业住院医师操作过程中的优点、缺点及临床教师对其提出的改进建议。

（4）双方满意度。双方满意度反映全科专业住院医师和考核教师对于评估过程的满意程度。

与传统的临床操作技能考核相比，DOPS 的 11 个评分项目涵盖了医学知识、临床技能、医患沟通、职业素养四大临床能力的评估，能够全方位评估美国毕业后医学教育认证委员会提出的全科专业住院医师六大核心能力。

DOPS 侧重于全科专业住院医师临床操作技能的评估，在评估过程中可通过反馈进行教学，与 Mini-CEX 同属于形成性评价。应用 DOPS 的目的在于了解全科专业住院医师进行临床操作时存在的问题与不足，通过实施、反馈进一步提升住院医师的能力。

DOPS 适用于全科专业住院医师的心电图操作、各类穿刺、插管、换药、清创缝合等技能考核。

21. 全科专业住院医师规范化培训基地对全科专业住院医师进行的日常考核主要有哪些?

全科专业住院医师日常考核包括出科考核和年度考核。

（1）出科考核包括理论考试（书面或人机对话方式）、技能考核（单项或客观结构化均可）、临床真实病例或标准化病人的考核，围绕相关专业培训内容和标准进行，保证每轮转一个科室均能达到相应的能力要求。

（2）年度考核的主要内容为全科住院医师在该年度的医德医风、学习及工作表现、完成培训细则要求的情况、日常及出科考核情况，同时也应体现出全科专业住院医师能力逐年提升的特点和要求。年度考核以百分制形成综合评定，培训对象年度考核成绩可作为选送单位职工年度考核的依据。全科专业住院医师规范化培训基地应把日常评估及过程考核作为全科住院医师规范化培训教学的一种重要方式和手段。

22. 全科专业临床培训基地日常考核流程主要包括哪些？

全科专业临床培训基地日常考核流程主要包括以下几个方面：

（1）考核前。

①要审核学员的培训登记手册，查阅培养细则中要求在轮转科室应掌握的病例数、病种数，以及基本技能操作的完成情况。

②成立考核小组或明确考核责任单位，由考核小组或考核责任单位对学员轮转期间所需掌握的基础理论、基本技能，以及应具备的基本素养进行量化考核，承担具体考务工作。

③确定考核形式，无论是出科考核还是年度考核，均应采取综合考核形式，立体式对全科专业住院医师进行能力的考评和认定。考试或考核的方式、方法、题目、难易程度等，均应依据全科专业住院医师规范化培训相关专业内容和标准，并围绕全科专业住院医师本阶段所应具备的岗位胜任能力来组织。一般考核的形式包括理论考核（试卷考核、人机考核、手机考核等）、病历书写或修改、技能操作、基于标准化病人或真实病人的应诊能力考察，以及客观结构化的多站式考核等。

④全科专业临床培训基地组建出科及年度考核题库，并从临床真实病例中挖掘、形成、丰富全科专业住院医师规范化培训日常考试、考核题目。

（2）考核中。

①应采取导师回避的多方参与原则。

②参与的考官应认真、负责，对全科专业住院医师评价应客观公正，并严格考核纪律。

③考核全过程应有记录，并有科学规范的评判标准。

④做好考核所需的教具准备等保障工作。

（3）考核后。

①及时评分和反馈。考核小组根据学员考核情况、结合评分细则进行现场评判，指出操作过程中出现的问题，并提出有针对性的建议，旨在强化学员临床思维能力的训练，同时也使全科专业住院医师就自身存在的弱项针对性地去完善。

②做好教学档案及资料的留存工作。

③及时总结经验和不足，以便下一次考核工作借鉴。

23. 评估全科专业住院医师日常培训的方法有哪些？

（1）360 度绩效评价。360 度绩效评价的内容包括指导教师评价、自我评价、护士评价、患者评价、管理者评价和同行评价 6 个调查表，按调查表的细化指导可分析全科专业住院医师在职业道德和人际沟通能力方面的 360 度绩效评价数据，了解在培全科专业住院医师职业道德和人际沟通能力的现状、优势及不足，以便对全科专业住院医师培训内容和重点进行针对性的调整。

（2）雷达图分析法。胜任力雷达图（Competency Radar Chart，CRC）对师资及学员能力进行动态追踪。CRC 各点代表胜任力的不同评价维度；其覆盖面积呈现师资力量、学员的综合能力，可发现胜任力短板；CRC 动态展现师资力量、学员能力的成长历程，实现培训精细化管理，达到全科专业住院医师规范化培训质量持续提升的目的。

（3）Mini-CEX。Mini-CEX 是美国内科医学会推出的评估临床技能的一套具有教学和评价功能的工具，其目的是在真实的环境下对医学生的某些技能进行练习及测试的方法。首先制定通用 Mini-CEX 评分表，一部分记载患者的基本信息内容，以及学生和评判教师的姓名；另一部分从病史采集、体格检查、医德医风、医患交流、临床诊断、治疗方案、整体评价等方面建立评分细则和标准，每项满分为 10 分，并由教师评判整体满意度。

24. 什么是客观结构化临床考试?

客观结构化临床考试（OSCE）是一种国际通用的考核方法，由英国邓迪大学的 HardenR 博士于 1975 年提出。它提供一种客观、有序、有组织的考核框架，通过模拟临床场景来测试考生的临床能力，可同时考察他们的知识、技能和态度。该考核可以避免传统考试的偶然性和变异性，减少主观性，可以全面评估考生的综合临床能力和职业素养。

在 OSCE 的考核框架中，每一所医学院、医院、医学机构或考试机构可以根据自己的教学大纲、考试大纲加入相应的考核内容与方法。模式灵活多样，测试的内容也非常丰富，包括病史采集、体格检查、辅助检查、结果判读、诊断、鉴别诊断、医疗决策、治疗护理，以及医患沟通、职业素养等方面的能力。OSCE 实际上就是针对以上各种评价目标所采用的各种评价手段的综合体，是目前较全面的评价体系，其考核标准统一，对于考生临床技能评价具有广泛连续性，所采用的测试手段与临床实际情景密切结合。

考生通过一系列事先设计的 10 ～ 20 个不同的考站进行实践测试，每个考站使用时间为 5 ～ 20 分钟，每一站所需的时间与任务的难度有关，由考官或标准化病人对考生进行评价。OSCE 的组织形式具有 3 个特点：所有考生都要通过相同的考站；每个考站重点测试考生的一种临床能力，每种临床能力的测试可以在一个考站或多个考站进行；每个考站都设有 2 名主考官，使用预先设计的评分表格给考生打分。

OSCE 适用于对结业的全科专业住院医生是否达到培训标准的评估。另外，OSCE 也可用于过程考核，如年度考核，作为形成性评价的方法，衡量是否达到某一阶段内的培训目标。

25. 什么是形成性评价？

形成性评价是相对于传统的终结性评价而言的，是对学习全过程的持续观察、记录、反思而做出的发展性评价，并通过及时地反馈，改进教学方法来提高学员各方面的能力。

形成性评价着眼于学员未来的学习能力，促进反思，以及塑造行为与价值观。常用的形成性评价方法有 Mini-CEX、DOPS、自我评价、患者调查、访谈、直接观察法、口试、笔试、360 度绩效评价及其他各种反馈等。全科专业住院医师规范化培训管理人员与临床教师通常应用这些评价方法，来帮助学员发现在患者照护中的表现与培训目标的差距（包括医学知识、临床能力、学习动力等），并提供反馈与指导，以促进学员不断地改进。

反馈、鼓励、指导是形成性评价的 3 个要点，将学员的学习情况通过各种途径及时反馈给学员和教师，帮助学员分析并解决问题，完成自我改进，帮助教师调整教学方法，提高教学质量。

26. 什么是终结性评价？

终结性评价又称总结性评价、事后评价，一般是在教学活动告一段落后，为了解教学活动的最终效果或受训学员是否达到培训目标而开展的“评判式”评估。

终结性评价重视的是结果，借以对被评价者做出最终的鉴定或评分，区分出等级，并对整个教学活动是否达到效果做出评定。

全科专业住院医师规范化培训轮转完成后进行的结业考试、考核都属于终结性评价，其目的是检验学员是否最终达到了培养目标的要求。在临床胜任力培训中孤立采用终结性评价是不全面的，应该首先在形成性评价基本达标的基础上，再采用这样的评估方式予以最后认定。

27. 全科专业住院医师规范化培训结业考核的主要形式是什么？

全科专业住院医师规范化培训结业考核分为理论考试和技能考核两个部分。理论考试需采取国家统一题库，内容以临床案例为主，题型以选择题为主，自 2017 年起采取人机对话的考试形式。技能考核一般采取客观结构化临床考试。

28. 全科专业住院医师规范化培训结业临床实践能力考核的内容是什么？

全科专业住院医师规范化培训结业临床实践能力考核采用国际通行的客观结构化临床考核（Objective Structured Clinical Examination，OSCE）方式。考核共设 3 个考站：基本技能操作考站、医患沟通考站、全科接诊考站。

基本技能操作考站考核的内容为各轮转科室基本技能要求中需掌握的项目。

（1）全科医疗服务主要技能要求有 6 个：健康档案的书写与使用、健康教育、家庭访视、规范管理高血压、规范管理糖尿病、管理家庭病床。

（2）基本公共卫生服务主要技能要求有 4 个：新生儿访视、儿童智力发育测查、儿童预防接种、老年人健康综合评估。

（3）内科基本技能要求有 7 个：系统查体和物理诊断，吸痰术，胸部 X 射线和 CT 读片，心电图机操作，书写心电图诊断报告（包括左心室、右心室肥大，心房肥大，左右束支传导阻滞，房室传导阻滞，心肌梗死及各种常见心律失常），直肠指诊检查技术，临床常用检验正常值及临床意义。

（4）神经内科基本技能要求有 2 个：体格检查、头颅 CT 阅片。

（5）儿科基本技能要求有 4 个：小儿生长发育与评估，小儿查体方法，婴儿配奶方法，小儿用药特点、药物剂量计算方法。

（6）外科基本技能要求有 9 个：外科疾病的查体和物理诊断，无菌操作，小伤口清创缝合，各种伤口换药与拆线，体表肿物切除，浅表脓肿的切开引流，小夹板、石膏固定，疼痛封闭治疗，肛门指诊操作。

（7）妇产科基本技能要求有 3 个：围生期保健、更年期保健、计划生育指导。

（8）急诊医学科基本技能要求有 3 个：初级心肺复苏技术、电除颤术、简易呼吸器的使用，洗胃术操作方法及准备工作，创伤的包扎止血固定。

（9）眼科学习基本技能要求有 4 个：视力检查、眼底镜的使用及正常眼底的识别，眼冲洗治疗，外眼一般检查，结膜异物处理方法。

（10）耳鼻咽喉科基本技能要求有 2 个：外鼻、鼻腔、鼻窦、外耳、鼓膜及咽喉的检查方法，鼻镜、耳镜的使用方法。

医患沟通考站考核的内容为在模拟场景下进行医患沟通，考核全科专业住院医师的职业素养、人文关怀、沟通能力、健康教育技巧等，可依据《住院医师规范化培训内容与标准（2019 修订版）》中“全科培训细则”要求掌握的症状、病种等设计场景。

全科接诊考站考核的内容为病史采集、体格检查、病例分析、SOAP 书写。考核范围以《住院医师规范化培训内容与标准（2019 修订版）》中“全科培训细则”要求掌握的症状、病种为主。

29. 标准化病人的定义及其在全科专业住院医师规范化培训教学及考核中的优点有哪些？

（1）定义。标准化病人，又称模拟病人或病人指导者，是指从事非医技工作的正常人或轻症患者，经过标准化、系统化培训后，能准确表现患者临床症状、体征或病史而接受临床检查者，旨在恒定、逼真地复制真实临床情况，并充当评估者和教师在设计好的表格中记录、评价医学生的临床实践技能。

（2）优点。

①可以减轻患者用于教学的负担，针对教学内容可以针对性的准备典型病例，随时复习教学中需要训练的内容，即可以多场合、重复性的使用。

②在客观结构化考核中可以做到考生面对的病例是一样的，保证了考试的公平性、公正性。

③教学中比起面对示教人，运用标准化病人教学要灵活很多，可以生动地模拟患者的表现，给出反馈，帮助学员在医患沟通、了解自身极限等方面得到有效练习。

30. 什么是教学反思？

教学反思是指教师对教育教学实践的再认识、再思考，并以此总结经验教训，进一步提高教育教学水平。教学反思一直以来都是教师提高教学水平的一种有效手段。教学反思的类型包括纵向反思、横向反思、个体反思和集体反思等，反思方法可有行动研究法、比较法、总结法、对话法、录像法、档案袋法等。

31. 如何发展和锻炼全科专业住院医师的科研能力？

（1）要有意识观，全科专业住院医师应树立科研意识。

（2）一方面要善于学习，学习临床科研的方法、思路、策略和理念。充分借助基地医院实验室、图书馆、实训中心等学习平台，培养科研思维及锻炼实际动手能力。另一方面，作为全科专业住院医师规范化培训基地的管理者，应适时在教学活动中给予一定的科研课程学习及指导。

（3）要勤于积累，及早确定一个自己感兴趣的领域或课题，并注意收集相关方面的资料。

（4）要及时总结。

32. 全科专业临床培训基地与基层实践基地如何开展一体化全科教学?

全科专业临床培训基地与基层实践基地开展一体化全科教学的方法如下：

（1）全科专业临床培训基地医院应与有联合教学关系的基层社区卫生服务中心或乡镇卫生院共同制订全科专业住院医生规范化培训的方案细则及实施计划，以确保全科医师规范化培训期间合理安排整体轮转计划。

（2）全科专业临床培训基地医院应与有联合教学关系的基层社区卫生服务中心或乡镇卫生院共同培训带教师资。无论是全科专业临床培训基地医院的全科师资，还是基层实践基地的师资，均应定期接受全科专业的带教师资培训，在带教过程中始终强化全科理念，提高全科诊疗及健康管理能力。

（3）全科专业临床培训基地医院应与有联合教学的基层社区卫生服务中心或乡镇卫生院共同研究全科教学，确保全科医疗、教学、科研工作整体且持续提升。

（4）全科专业临床基地医院与基层实践基地之间积极探索一体化教学及双向转诊的医疗无障碍通道。例如，全科专业临床培训基地医院师资应定期到基层实践基地参与带教、指导医学教研工作；基层实践基地的带教教师也应定期到主体临床培训基地医院，即临床轮转培训所在的三甲医院进修学习、互坐门诊、相互学习、共同提高。

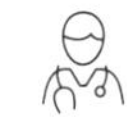

33. 为保障教学质量应如何整合全科专业住院医师规范化培训基地教学资源?

（1）整合培训基地医院内所有教学资源。培训基地医院内部教学资源包括医院的示教室、教室、各类学习讨论室、医学技能中心、图书馆（室）、病历室、电子阅览室等，院内教学资源均应向全科专业住院医师开放，方便全科专业住院医师学习、使用，并在管理机构设置、制度保障、信息系统、资金投入等方面综合施策，全方位保障全科教学顺利进行。

（2）整合基地医院内部医学教研综合资源。强化基地医院教学意识，将全科专业住院医师规范化培训教学融入医院工作中。

①临床工作中，强化针对全科专业住院医师的床边教学，认真组织开展全科教学查房、小讲课、病例讨论、小手术观摩、门诊教学等，鼓励基地医院贴近临床实践进行全科专业住院医师规范化培训教学活动，将临床典型病例及时开发转化为全科专业住院医师规范化培训的临床思维培训试题和培训教材。

②鼓励全科专业住院医师参加科研小组或项目团队，培养科研兴趣，激发科研潜能。

③医院管理工作中，通过职工代表会、工会、党小组、沟通交流会等组织，发挥全科专业住院医师在医院各项工作的参与力度，积极营造积极向上的医院文化氛围。

（3）通过协同培训基地合作等方式，整合医疗卫生优势资源，为全科专业住院医师拓展教学资源空间和平台。

（4）以完善的网络信息平台为支撑，通过线上课程，整合和共享医学教育资源，使全科专业住院医师共享国内外优质医学教育资源。

34. 如何组织全科专业住院医师的技能竞赛?

首先拟定全科专业住院医师规范化培训技能竞赛活动方案，内容包括比赛目的、主办方、承办方、时间、地点、参赛对象、参赛流程及工作要求、组织领导、具体环节的责任分工、保障措施（经费预算及来源、场地、教具及耗材的准备、考官培训、应急处理、宣传等）、赛后继续工作的安排。竞赛结束后，要及时做好技能竞赛档案的整理、研究及保存工作，如发现问题，要研究专门的培训和补救方法，促进全科专业住院医师整体能力的提升。

35. 全科专业住院医师规范化培训中思想政治学习的重要性是什么?

在全科专业住院医师规范化培训过程中要强化思想政治学习，使全科专业住院医师具有更好的职业道德、职业精神和人文情怀。开展思想政治教育的必要性：培养具有爱国主义和奉献精神的实用性人才的需要；提升全科专业住院医师价值观和世界观的需要；提升全科专业住院医师责任感和使命感的需要；培养全科专业住院医师高尚的职业操守和人文情怀的需要。

36. 我国全科专业住院医师规范化培训亚专长培养现状如何?

目前我国亚专长全科医师的培训还处在探索阶段，国内全科专业住院医师规范化培训阶段开展亚专长培养的报道还比较少。2016 年，浙江大学附属第一医院提出亚专长全科专业医师培养的理念。该院全科医学科与儿科合作，对 10 名社区全科医师进行为期 1 周的儿科专长培训，使其能胜任儿科常见病、多发病的诊疗。北京大学医学部全科医学系要求每位参加全科专业规范化培训的住院医师根据自身兴趣在一年内选择两个专科方向进行学习。目前，我国亚专长全科医师的培养仍存在认证标准不明确、培养定位不清晰、培养成本高等问题，仍需探索研究。

37. 全科专业住院医师规范化培训阶段开展亚专长培养有什么意义及必要性?

目前，我国合格的全科医生数量不足，岗位胜任力有待提高。在全科专业住院医师规范化培训阶段开展全科医生的亚专长培养，或许是解决上述问题的可行、有效途径。在全科专业住院医师规范化培训阶段开展亚专长全科医生的培养，可以提高全科医生的岗位胜任力，增强其核心竞争力，并逐渐改变居民对上级医院医生和基层医疗卫生机构全科医生的传统认知。在全科专业住院医师规范化培训阶段开展亚专长全科医生的培养具有一定的必要性。

（1）一方面有利于全科医生的职业发展，提高全科专业住院医师规范化培训的吸引力，另一方面可以提高其基本医疗服务的能力。

（2）提升全科医生临床诊治能力的需要。在“全面”的基础上，强化对某一特殊专科兴趣的培训，培养出对该亚专科多发病、常见病具有基本诊治能力的全科医生。

（3）满足患者的基层就医需求。全科医生需要掌握 1 ～ 2 项亚专长，才能更好地满足居民的基本医疗服务需求，更好地实现基层首诊，降低社区转诊率，促进分级诊疗的发展。

（4）顺应时代发展的需要。当全科医生具有属于自己的亚专长，其临床诊疗水平会提高，职业认同感会提升，对患者的吸引力也会提高，有利于我国新医疗改革目标的实现。

38. 开展全科专业住院医师医学人文教育的重要性有哪些?

医学人文是研究医学源流、医学价值、医学规范及与医学有关的其他社会文化现象的学科。

开展医学人文教育旨在提高医疗队伍整体人文素养和人文品性，是对从业者医学人文精神、职业价值观和职业态度与行为、人际沟通等能力素质的培养，医学人文培养是良好医患沟通的力量源泉，是心理健康的必要保障，同时也是医学发展的有力支撑，是全科专业住院医师规范化培训的重要环节，全科医生是基层医疗的主要承担者，是完善、强大基层医疗体系的强力保证。因此，对全科专业医学生进行人文教育，培养其人文精神，既符合国家对高素质、复合型医疗人才的需求，也符合目前我国基层医疗环境的总体需求。

39. 如何培养全科专业住院医师的医患沟通能力?

全科专业住院医师规范化培训是我国医疗体制的重大改革，其目的不仅是提高医学生的医疗技术，更要提高医患沟通、培养临床思维，同时体现人文关怀，保障医疗安全。因此，对全科医生进行医患沟通核心技能培训十分必要，医患沟通核心课程的实施，将引导学员总结出操作性更强的临床沟通经验，有效提高全科医生的沟通能力，是医学教育改革开放的新举措，为全科医生提高应变能力、改善医患关系提供新的途径。

参考文献

[1] 于晓松，路孝琴. 全科医学概论：第5版 [M]. 北京：人民卫生出版社，2018.
[2] 梁万年，路孝琴. 全科医学 [M]. 北京：人民卫生出版社，2013.
[3] 贾建国，谢苗荣. 全科医学师资培训指导用书：第2版 [M]. 北京：人民卫生出版社，2017.
[4] 戴红蕾，陈丽英，方力争，等. 全科住院医师规范化培训垂直分层门诊教学模式 [J]. 中华全科医师杂志，2014，13 (3)：173-174.
[5] 黄虑，李剑，方吕，等. 操作技能直接观察评估考核在住院医师规范化培训中的应用 [J]. 中国高等医学教育，2013 (5)：71-72.
[6] 刘颖，陈韶华，邱艳，等. 中国亚专长全科医师培养现状及建议 [J]. 中国全科医学，2018，21 (22)：2664-2667.
[7] 刘颖，邱艳，任菁菁. 英国亚专科全科医师培养简介 [J]. 中华全科医师杂志，2016，15 (11)：893-895.